몸에 기적을 일으킨 숨은 약초 활용법

천기누설 약초보감

6

고혈압 편

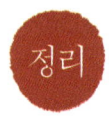

박수경

KBS 〈아침마당〉, 〈TV유치원하나둘셋〉, 〈후토스〉, EBS 〈딩동댕 유치원〉, JTBC 〈행복카페〉 집필
현재—MBN 〈천기누설〉, 〈엄지의 제왕〉, 〈나는 자연인이다〉, EBS 〈모여라 딩동댕〉, 〈보니하니〉,
애니메이션 〈발루뽀〉 작가

몸에 기적을 일으킨 숨은 약초 활용법

천기누설 약초보감 6 고혈압 편

초판 1쇄 발행 2014년 12월 29일

지은이	MBN 〈천기누설〉제작팀
감수	서재걸 김달래 이광연
정리	박수경 전연주
편집	김영혜 권지숙 김민영
발행인	곽철식
발행처	(주)다온북스컴퍼니
출판등록	2014년 9월 18일 · 제2014-000247호
주소	서울 마포구 동교로 144, 5층
전화	02-332-4972 팩스 02-332-4872

인쇄와 제본 (주)M프린트

ISBN   979-11-86182-07-9 14510
        979-11-86182-01-7 (세트)

「이 도서의 국립중앙도서관 출판예정도서목록(CIP)은 서지정보유통지원시스템 홈페이지(http://seoji.nl.go.kr)와 국가자료공동목록시스템(http://www.nl.go.kr/kolisnet)에서 이용하실 수 있습니다. (CIP제어번호: CIP2014035024)」

몸에 기적을 일으킨 숨은 약초 활용법

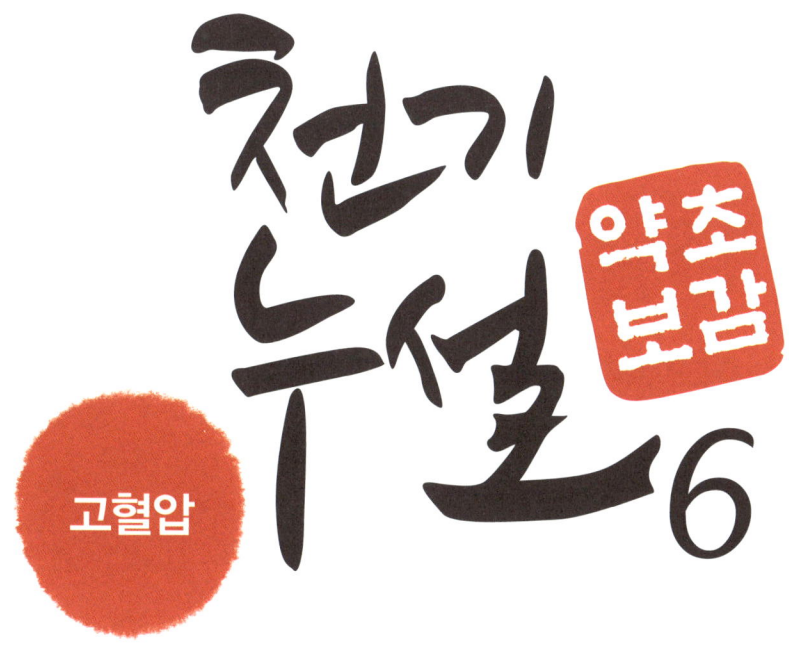

고혈압

천기누설 약초보감 6

MBN 〈천기누설〉 제작팀 지음 | 서재걸 · 김달래 · 이광연 감수

DAON BOOKS
COMPANY

몸 에 기 적 을 일 으 킨 숨 은 약 초 활 용 법

자연에
답이 있었다

어떤 집안에 경사스러운 일이 일어났습니다. 옆집에 떡을 만들어 전해주면서 같이 기뻐하고 축하 받는 게 인지상정입니다. 만약 이 기쁜 소식을 옆집에 안 알리고 혼자 기뻐한다면 그 기쁨이 정말 오래 갈 수 있을까요? 또 옆집에서 무슨 수로 알아서 축하해 줄 수 있겠습니까? 우리 몸속도 살아있는 생명체(세포)가 60조개나 존재합니다. 이 세포들끼리도 기쁜 소식이나 위험한 정보를 교환해야 세포들의 주인인 우리 몸도 건강할 수 있습니다.

그래서 필요한 게 자연에 존재하는 다양한 생리활성물질과 면역물질들입니다. 사람들이 자연을 멀리 하면서 경험하지 못한 일들을 식물들이 대신 자연과 접해 겪으면서 얻은 수많은 정보를 식물 자신의 몸속에 담아 동물이나 사람들을 통해 전달하고 더불어 살 수 있는 기회를 제공하는 것입니다. 또 사람들에게 부족한 면역성을 채워 줄 수 있습니다. 하지만 사람들은 자연의 파괴로 얻은 여러 원인모를 병들을 치료하지 못하고 화학약품에 의존하고 있는 게 현실입니다.

좀 더 잘 찾아보면 자연에 답이 있습니다.

다만 사람에게 독이 되지 않게 약용이 되는 식물들을 얻을 수 있다면 많은 도움이 될 것입니다. 암을 포함한 많은 질병들은 결국 면역과 관련된 질환입니다. 따라서 면역기능을 항상 유지하고 있는 것이 질병 예방과 치료의 핵심이라 할 수 있습니다. 현대인들은 오래 살고 건강하게 살고 싶어 합니다. 아프지 않고 하고 싶은 일을 하고 살 수 있다면 가장 행복한 삶이 될 것입니다. 그러길 바란다면, 이제 이 책 〈천기누설〉에 집중을 해보는 게 좋겠습니다. 내 건강을 지켜주고 내 생각을 전달해줄 자연의 이야기가 시작되기 때문입니다.

바깥세상이 무섭다고 집에만 있으라고 강조하는 전문가들보다 바깥세상에서 살아가는 법을 알려주는 전문가가 더 필요한 세상이 되었으면 좋겠습니다. 이제 건강은 의학 전문가의 것이 아니라 나 자신의 선택과 결정에 달려 있기 때문입니다. 〈천기누설〉은 건강의 비밀이 저 멀리 하늘에 있는 것이 아니라 알고 보면 우리 가까이에 있다는 사실을 알려주는 의미 있는 책입니다.

2013년 10월 포모나자연의원 대표원장 서재걸 박사

천기누설
약초보감

우리나라의 평균수명은 2011년 기준으로 이미 81세를 넘어서서 세계최고 수준인 일본의 83세와 불과 2년 정도의 차이밖에 없을 정도이며, 여성을 기준으로 보면 84.5세로 이미 세계 최고 수준으로 오래 살게 되었다. 이는 1945년의 평균수명 48세와 비교했을 때 격세지감의 변화라고 볼 수 있는데, 그만큼 오래 사는 사람이 많아졌다는 것을 의미한다. 우리나라는 2000년에 노인인구가 전체인구의 7%로 이미 '고령화 사회'에 진입했고, 노인인구가 전체인구의 14%를 넘어서는 고령사회는 2018년에 진입하고, 2026년에는 노인인구가 전체인구의 20%를 넘어서는 초고령사회에 진입할 것으로 예측하고 있으니 '장수'시대의 염원이 눈앞에 현실화되고 있다.

우리는 산업화 이전보다 잘 살게 되었다. 경제적 발전을 통해 대부분의 사람들이 자동차를 가지게 되었고 편리한 아파트에 사는 사람의 비율이 50%를 넘게 되었으며, 손가락만 가볍게 눌러도 다양한 종류의 전자기기가 우리의 노동력을 대신해주는 꿈같은 삶을 살고 있다. 한 세대 전만 하더라도 새벽부터 늦은 밤까지 일을 해야 했지만 이제는 주5일 근무제가 정착되었고, 집에서 도시

락을 싸가지고 출근하는 사람의 비율은 30%도 되지 않으며, 집에서 밥을 먹는 비율도 점점 떨어지고 있다.

사실 100년 전 우리 선조들이 꿈꿨던 천국의 삶을 우리는 현재 실현하고 있다. 무더운 날에 시원한 얼음을 먹을 수 있고, 엄동설한에 반팔을 입고 실내생활을 할 수 있으며, 간단한 버튼 하나로 자동차의 시동을 걸고, 스마트 폰으로 지구 반대편의 가족과 항상 영상통화를 할 수 있으며 배고픔 없이 하루하루를 살고 있다. 그런데 이런 편리함 속에서도 우리는 많은 것을 놓치고 있다. 맑은 물과 공기는 물론이고 여유와 행복감, 엄마나 아내가 해주던 밥조차 제대로 얻어먹지 못하고 치밀하게 짜여진 사회 속에서 시간에 쫓기고 돈을 쫓느라 세월을 허비하고 있다. 분노와 불안은 우리와 멀리 떨어진 서구사회의 것이 아니라 우리 생활 속 깊숙이 파고 들었고 무관심과 무표정 속에서 우리를 병들게 하고 있다.

이런 상황에서 우리는 행복한 삶을 위해서 스스로의 건강에 대해서 관찰하고 공부해야 한다는 필요성을 느끼게 되었고, 이런 추세에 발맞추어 인터넷이나 방송, 언론 등에서도 일반인들이 스스로 경험한 다양한 건강법에 대한 정보를 제공하고 있다. 이제 인터넷만 두들기면 수많은 정보가 끝없이 실시간으로 쏟아져 나온다. 인터넷은 그 어떤 전문가보다 많이 알고 있고, 빠르고 편리하게 우리가 원하는 것을 던져주고 있다. 그것도 아주 싼값에 말이다.

하지만 인터넷의 정보는 광대하지만 전문성이 부족하고, 화려해 보이지만 진실하지 않을 수도 있기 때문에 일반인들이 원하는 것을 제대로 파악할 수가 없다는 단점이 있다. 또한 요즘 인터넷에서 제공되는 정보 속에는 자신의 주장을 더 많이 그리고 널리 알리기 위해 반드시 알려야할 안전성과 단점을 교묘하게 포장하는 경우도 많기 때문에 더 많이 공부하고 또한 신중하게 선택해야 후회를 막을 수가 있다.

허준 선생이 평생토록 공부해서 정리한 〈동의보감〉 속에는 약 1,700종의 약물과 음식정보가 수록되어 있고, 이시진 선생이 저술한 〈본초강목〉 속에는 약 1,900종의 약물과 음식에 대한 정보가 상세하게 기록되어 있다. 허준과 이시진 선생은 그 당시까지의 많은 학자들이 직간접적으로 경험한 약재와 음식의 특성과 효능, 부작용, 그리고 주의할 점을 자세하게 기록하고자 했으며, 오늘날 기준으로 보더라도 그 정보의 수준이 상당히 높다는 것을 알 수 있다. 왜냐하면 허준 선생과 이시진 선생은 정보를 단순히 전달하려 하지 않고 최고의 전문가답게 직접 검증한 후에 수록했기 때문이다.

이번에 새롭게 출판된 〈천기누설 약초보감〉은 이제까지 MBN 〈천기누설〉에서 방송되었던 다양한 사례자들의 실제 경험을 전문가 그룹이 검증하고 그 치료원리를 설명했다는 점에서 일반인들 가운데 동일한 질병으로 고통 받고 있을 경우에는 따라할 수 있는 친절한 안내서가 될 수 있다고 본다.

어떤 약재나 음식물을 먹고 어느 정도의 치료효과를 발휘하기 위해서는 재료의 특성과 효능, 부작용과 용량, 용법, 그리고 복용기간이 제대로 전달되어야 기대했던 치료효과를 얻을 수 있다. 아무리 오래된 산삼이나 깊은 산속의 버섯이라고 할지라도 모든 사람에게 다 좋은 것은 아니다. 요즘 널리 사랑받고 있는 홍삼만 해도 그렇다. 홍삼도 인삼과 마찬가지로 몸이 차고 맥이 약한 소음인 체질에게 좋은 약재이고, 다른 체질인 경우에는 오랫동안 먹으면 상당한 부작용이 나타난다. 실제로 내과학회지에 실린 논문을 보면 모대학병원에 간 손상으로 내원한 환자들이 복용한 건강기능식품을 분석했더니 홍삼과 칡 뿌리가 첫 번째였다.

이 세상에는 수많은 종류의 음식과 약이 존재하지만 자신의 체질에 맞고 병에 필요한 약은 그리 많지 않으며, 박씨가 먹고 나서 좋은 효과를 봤다고 해서 김씨에게도 동일한 효과를 발휘하는 것은 아니다. 참마는 산속에서 나는 약이라고 불릴 정도로 좋은 약재이지만 소화력이 좋고 살이 잘 찌는 태음인 체질에게 좋은 약이면서 음식이다. 소화력이 약하고 살이 잘 찌지 않는 마른 체격의 소음인 체질에게는 먹지 않는 것만 못한 것이다.

음식과 약재의 특성에 대해 제대로 알고 먹으면 쌀도 보약이 될 수 있고, 물도 뛰어난 약이 될 수 있다. 배고픈 사람에게는 밥이 보약이고, 목마른 사람에게는 시원한 우물물이 그 무엇보다 좋은 약이 될 수 있다. 그래서 허준 선생은 〈동의보감〉 탕액편의 맨 앞부분에 33가지 종류의 물에 대해 각각의 특성을 기록했고, 그 특성을 잘 이용해서 뚜렷한 효과를 볼 수 있도록 배려했던 것이며, 쌀과 보리를 비롯한 오곡에 대해서까지 특성과 효능을 상세히 서술했던 것이다.

　다온북스에서 출판한 〈천기누설 약초보감〉은 방송에 등장했던 사례자가 실제로 겪었던 질병치료 경험을 다양한 각도에서 검증하고 그 치료법을 공유하는 데 편리함이 있도록 엮었기 때문에 많은 사람들에게 도움을 줄 수 있을 것으로 생각한다. 다만 그들이 경험했던 것이 모든 사람들에게 동일하게 적용될 수는 없으며, 때로는 좋은 쪽으로 반응을 보일 수도 있지만 때로는 부작용을 나타낼 수도 있다는 점을 인식해야 한다. 왜냐하면 그들과 동일한 질병에 걸렸던 사람들 가운데서도 같은 약재나 음식을 복용하고도 별다른 효과를 보지 못했지만 또 다른 방법으로 좋아진 사람들도 많았기 때문이다. 따라서 어떤 하나의 약재나 음식으로 빠른 효과가 나타나지 않았다고 해서 낙담하지 말고 더 열심히 공부하고 전문가를 찾아서 상담할 필요가 있다는 점을 제안 드린다. 아무쪼록 이 책을 통해 우리 주위의 모든 사람이 백세를 살면서 더욱 건강하고 행복하기를 기대한다.

2014년 가을, 잠실 연구실에서 김달래 한의학 박사

이 책만 있으면 어렵지 않게
건강을 위한 음식과 약차를 만들 수 있다

MBN의 〈천기누설〉은 미스터리한 현상에 대해 다양한 방향에서의 해석과 새로운 접근방식으로 널리 알려져 있는 프로그램입니다. 몇몇 인연으로 〈천기누설〉 팀에서 간혹 저에게 의학적 검증을 위해서 인터뷰를 요청하는 경우가 있었습니다. 환자를 진료하던 중 〈천기누설〉 팀에서 인터뷰 요청 전화가 오면 깜짝깜짝 놀라고 걱정이 앞서는 경우가 많습니다. '이번엔 어떤 주제로, 어떤 질문으로 나를 괴롭히려고 그러나?' 하는 생각이 들기 때문입니다. 천기누설 팀의 질문은 다른 방송 프로그램과 달리 다양하고 자료준비도 많이 해야 하고 생각을 많이 해야만 하는 심도 깊은 질문이 많기 때문입니다. 〈천기누설〉의 인터뷰에 임하기 위해서는 저도 잊고 있었던 자료들을 찾고, 치열하게 검증하는 수밖에 없었습니다. 그러던 중에 오늘 받은 연락은 기쁘기 그지없었습니다. 드디어 〈천기누설〉의 방송 내용을 모아서 책으로 엮었으며, 미천하지만 저의 추천사를 부탁하는 연락이었습니다. 그동안 〈천기누설〉 방송을 보면서 좋은 내용들을 일목요연하게 정리하여 책으로 내었으면 더욱 좋겠다는 생각이 실현된 것입니다. 기대하는 마음으로 원고를 읽다보니 어느새 처음부터 끝까지 탐독하게 되었습니다.

암과 같은 여러 불치병으로 고통받고 있는 환자분들은 명확한 치료방법이 없기 때문에 다양한 민간요법과 식이요법을 찾게 되는 경우가 많습니다. 간혹 좋은 결과가 나오는 경우도 있지만, 때에 따라서는 자신의 체질과 질병 상황에 맞지 않아 오히려 독이 되는 경우도 있습니다.

이 책에서는 우리 주변의 다양한 식재료들이 건강의 어떤 면에 도움이 되는지, 그 이유를 과학적으로 분석하며, 동시에 많은 전문가들의 인터뷰 내용을 첨부하여 도움이 되는 부분과 주의해야 할 부분을 명확히 언급하고 있습니다. 또한, 식재료를 요리하거나 차로 만드는 방법을 사진과 함께 자세히 설명하여, 어떤 사람이라도 이 책만 있으면 어렵지 않게 건강을 위한 음식과 약차를 실생활에서 바로 만들 수 있도록 세세히 신경쓴 점이 눈에 띄었습니다. 이처럼 다양한 내용을 심도있게 정리하고 명료하면서도 이해하기 쉽도록 간결히 설명하는 옥고(玉稿)를 발간하심에 다시 한번 축하드립니다.

〈동의보감(東醫寶鑑)〉 내경편(內景篇)의 신형(身形)에 보면 學道無早晚이란 말이 있습니다. 이 말은 "도(道 - 도리, 올바른 길, 양생법)를 배우는 데는 빠르고 늦은 것이 없다"는 뜻입니다. 건강을 지키고 질병을 치료하는 데는 빠르고 늦은 것이 없습니다. 바로 지금부터 시작하면 되는 것입니다. 이 책을 읽으시는 모든 분들께서 이 책과 함께 항상 건강하시고 행복하시길 바랍니다.

2013년 10월 이광연한의원 원장 이광연 박사

목차

6권 · 고혈압

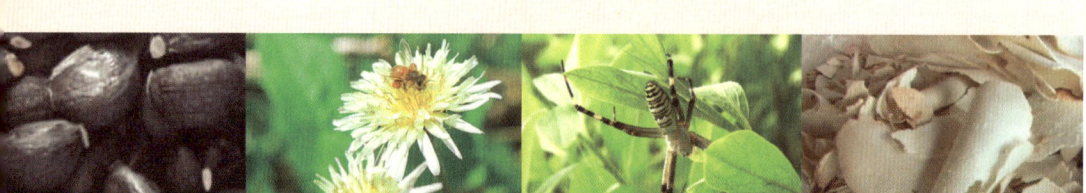
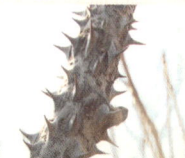

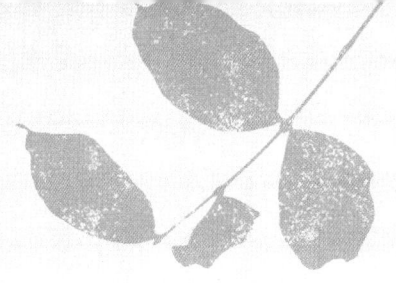

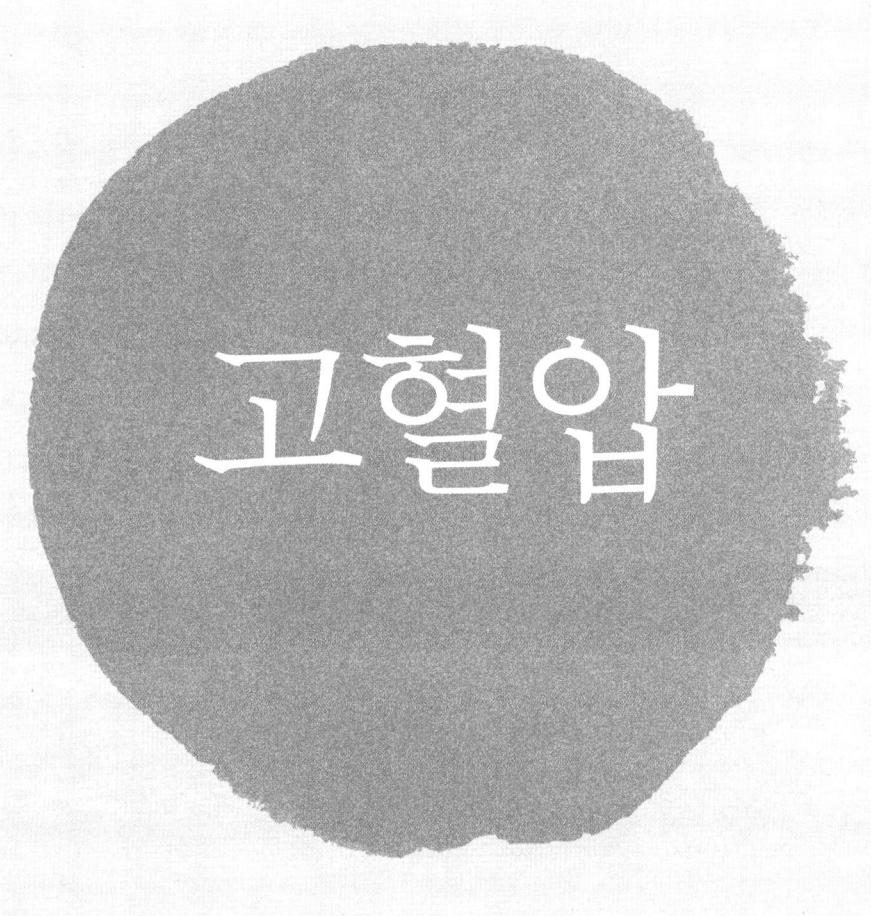

고혈압

솔잎

30회
혈액 순환을 돕는 잎 건강법_고혈압

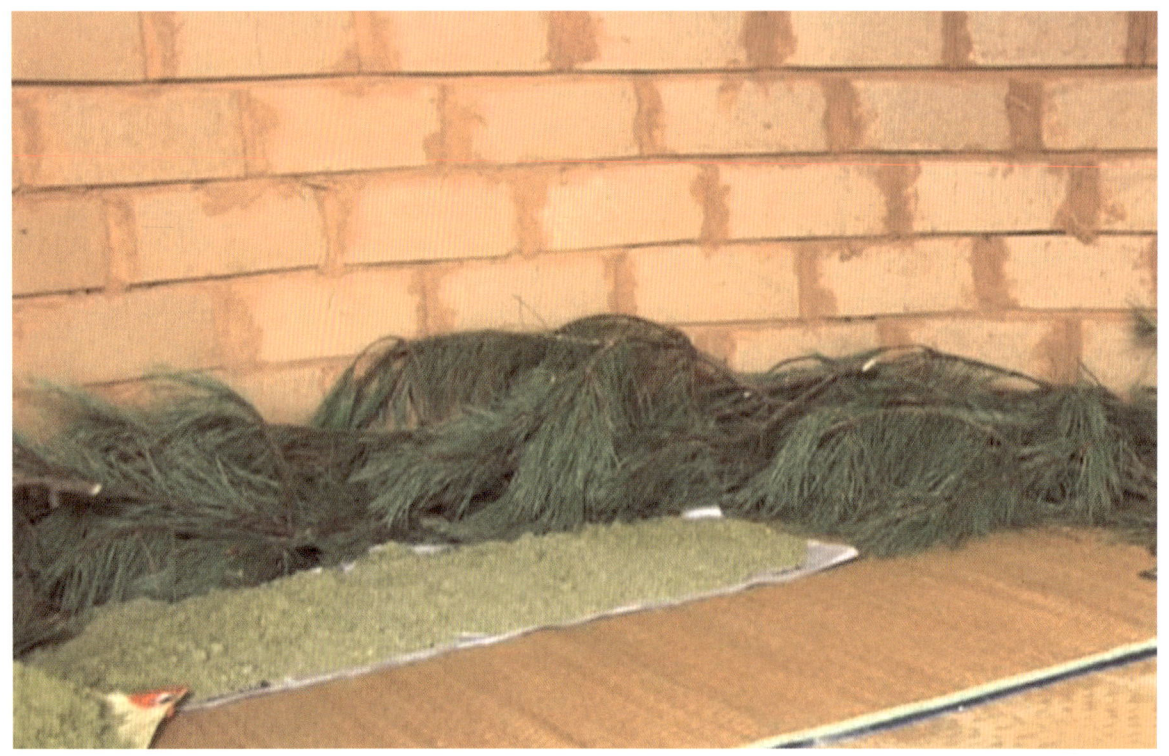

주로 해안 근처에서 자라는데, 줄기가 초록색이고 밑 부분부터 2개씩 갈라져 자라 빗자루 모양을 갖는다.

약효

풍습창습기로 인해 뼈마디가 저리고 아픈 질환을 다스리고 머리털을 나게 하며, 오장육부를 편하게 하고, 곡식 대용으로 쓰인다. 〈동의보감〉

솔잎은 생것 또는 그늘에서 말린 것을 사용한다. 위장병, 고혈압, 중풍, 신경통, 천식 등에 효과가 있으며 김에 쪄서 말렸다가 가루로 떡을 빚어 먹는데, 고혈압, 동맥경화증 치료에 좋고, 중풍을 예방한다. 특히 관절염 치료에 좋다. 〈동의보감〉

효능

1. 혈압을 낮춰준다.

페놀 화합물, 테레빈이 들어 있어 신진대사와 혈액 순환을 돕고 콜레스테롤 수치와 높은 혈압을 낮춰준다.

2. 항산화 작용

비타민A와 비타민C, 철분이 함유되어 있어 체내의 산화를 막아준다.

인체에 유해한 활성산소를 제거하는 데 탁월하다.

3. 뇌 건강을 돕는다.

솔잎의 '정유'는 뇌의 혈액 순환을 돕고, 뇌세포에 영양 물질을 잘 공급한다. 뇌졸중, 뇌경색 치료에 도움이 된다.

🌱 활용 방법

- 솔잎 그대로 100% 즐기기

– 솔잎 침대
  솔잎을 두툼하게 깔고 그 위에 한지를 덮은 뒤 편안하게 눕는다.

– 솔잎 껌
  오랜 시간 걷거나 등산 할 때 솔잎을 씹으면 갈증이 해소되고, 피로회복에도 도움을 얻을 수 있다.

- 솔잎 생즙 + 솔잎 효소

– 밥 짓기

1. 깨끗하게 씻은 솔잎을 믹서나 절구를 이용해 즙을 낸다.

   *가능하면 베보자기에 담아 즙을 짜내도록 한다.

2. 효소와 섞어 밥 지을 때 사용한다.

   *생 솔잎을 쌀 위에 깔아도 좋다.

– 생선구이

생선을 구울 때, 생즙과 효소 섞은 것을 발라 굽는다.

– 솔잎 효소

솔잎 효소는 물에 희석해 용변을 본 후 휴지 대신 사용하기도 하는데 치질에 효과적이다.

– 솔잎 효소 만들기

1. 소나무 잎을 채취 해 흐르는 물에 깨끗하게 씻는다.
2. 체에 두고 물기를 제거한다.
3. 솔잎을 담을 용기를 깨끗하게 닦아 소독한다.
4. 솔잎을 잘게 썰어 흑설탕과 1: 1 비율로 섞어 담는다.
5. 4~6개월 후 1차 발효된 것을 체에 걸러 액체만 따로 보관한다.

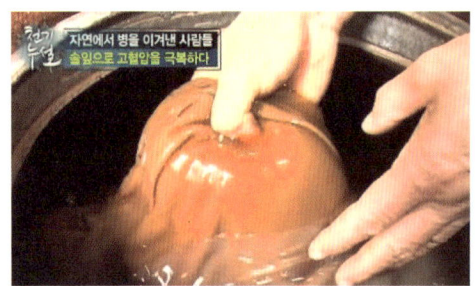

• 10년 숙성된 솔잎 효소의 효소 막

• 솔잎 차 즐기기

1. 적송잎을 깨끗하게 씻어 2~3분간 삶는다.

2. 햇빛에 1시간 정도 건조 시킨다.

3. 잘 말린 솔잎을 잘게 잘라 물과 함께 끓여 마신다. *기름기가 없는 프라이
   팬에 볶아 1cm 정도 길이로 잘라 말린 후, 팔팔 끓는 물에 우려내면 좀 더 진한 솔잎차를 맛
   볼 수 있다.

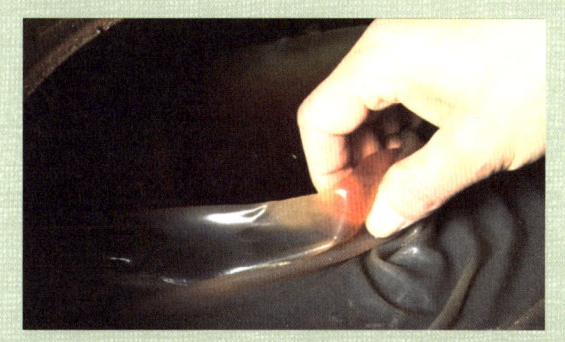

말린 누에

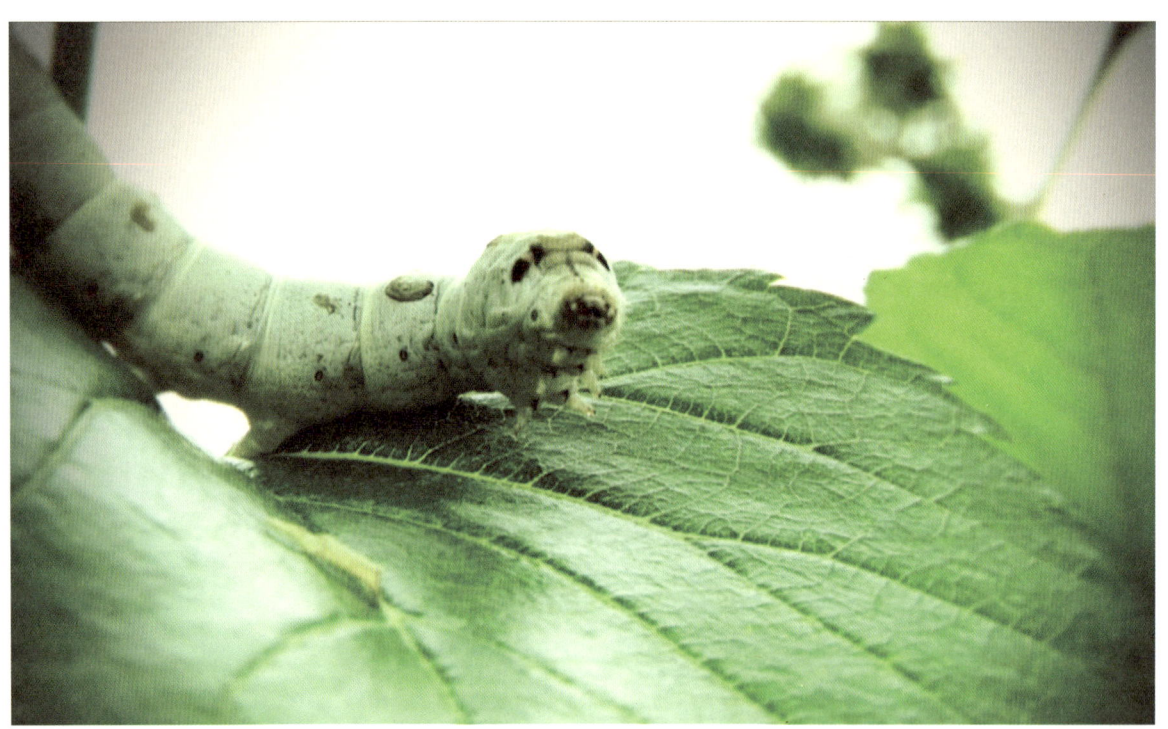

누에나방의 애벌레를 누에라고 한다. 이를 한자로는 잠蠶이라고 한다. 애벌레 때는 뽕나무 잎만을 먹는데, 뽕잎을 먹어야 완전한 생장을 할 수 있다.

다 자라 고치를 지으면 삶은 후에 비단실을 뽑을 수 있다. 누에는 번데기 상태일 때 먹는 것이 일반적이나 5령 3일을 거친 애벌레를 냉동 건조시켜 먹기도 한다.

5령 3일 (5齡 3日)

4번의 허물을 벗고 3일이 된 누에. 이때의 누에를 동결 건조시킨다.

약효

누에에는 혈당 강하 물질DNJ가 다량 함유되어 있다. 〈출처: 국립농업과 학원〉
누에가 양사陽事를 강하게 하고 정기를 더해 주어 피로가 오지 않는다.
〈동의보감〉

효능

1. 혈압을 낮춰준다.

뽕잎의 가바와 루틴이라는 성분이 있는데 가바는 혈압을 낮추고, 루틴은 모세혈관을 튼튼하게 해준다. 뽕잎을 먹는 누에를 먹게 될 경우 혈압이 낮아지는 효과를 볼 수 있다.

*하지만 혈압은 혈당과 달리 정확히 관리하지 않으면 자칫 증세를 악화시킬 수 있으므로 섭취 시 전문의와 상의하도록 한다.

2. 정력을 강화시킨다.

누에에는 비타민E가 풍부하게 들어 있어 기력을 촉진한다. 특히 남자들의 자양강장제로 널리 쓰인다.

3. 당뇨 치료에 효과적이다.

누에의 데옥시노지리마이신은 식후 혈당량을 조절해 당뇨를 예방한다.

말린 누에

활용 방법

• 누에 번데기 100% 즐기기

1. 누에 번데기 아이스크림

누에의 번데기를 냉동 보관해 그대로 꺼내 먹으면 아이스크림처럼
시원하게 즐길 수 있다.

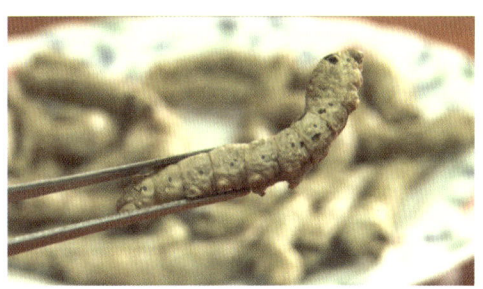

냉동 건조한 누에

2. 누에 번데기 볶음

누에와 야채를 매콤한 양념에 볶아 먹으면 별미를 느낄 수 있다.

• 누에 육수

1. 잘 말린 누에를 물과 함께 우려낸다. 누에 속 뽕잎의 향이 우러나게
   되는데, 다양한 요리의 육수로 사용한다.
2. 우리고 난 누에는 그대로 먹어도 된다.

● 누에 가루

잘 말린 누에를 믹서나 절구를 이용해 곱게 간다. 누에 가루는 밀가루,
물과 섞어 반죽해 수제비, 칼국수 등을 해 먹을 수 있다.

● 누에 약주

누에 약주는 원잠아原蠶蛾, 수나방로 만든다.

*원잠아: 남자의 정력과 기력을 더해주며 성생활을 하여도 피로하지 않게 한다.
〈동의보감〉

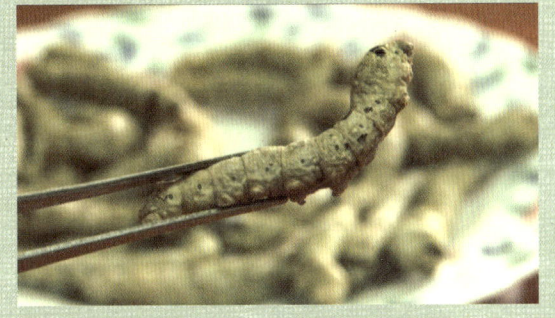

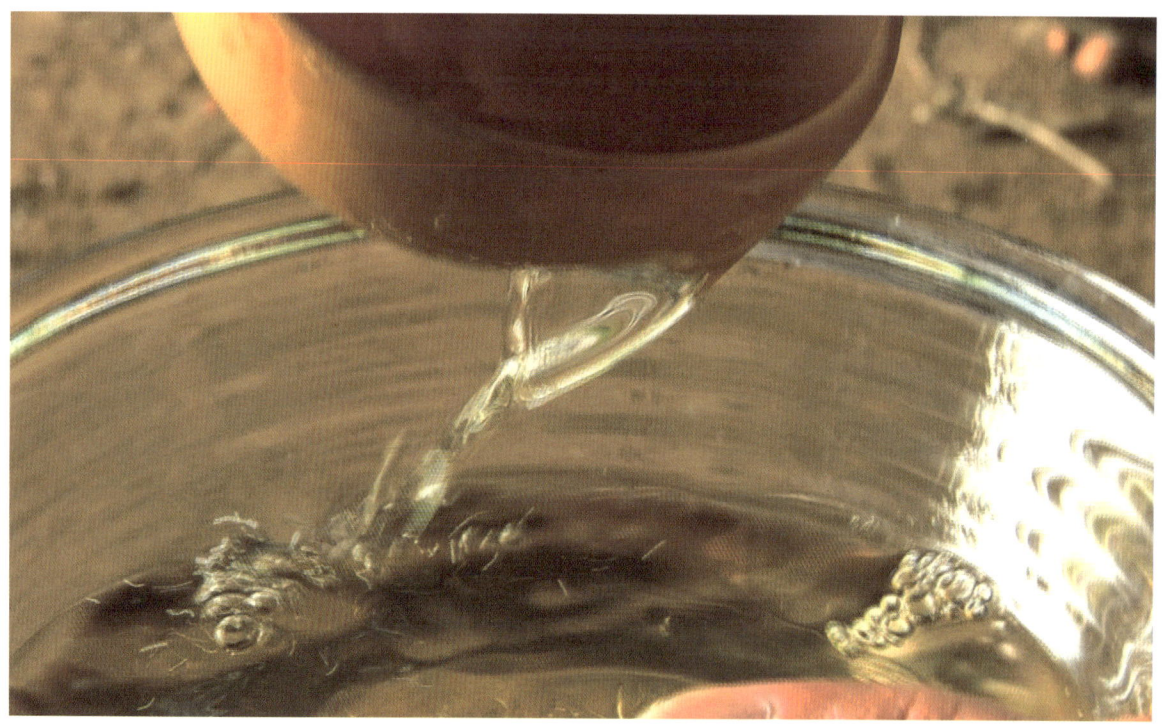

전통적인 천연식초로서 현미, 보리, 기장, 수수, 차조 등의 5가지 곡물을 원료로 만든다. 시중의 식초에 비해 아미노산 함량이 15배 이상 높으며 일본의 흑초, 중국의 미초에 견주어도 손색이 없는 뛰어난 우리나라 고유의 식초다.

약효

식초는 풍을 다스린다. 고기와 생선, 채소의 독을 제거한다. 〈동의보감〉

피를 맑게 하고 결기를 방지해 고혈압, 동맥경화에 도움이 된다. 〈본초강목〉

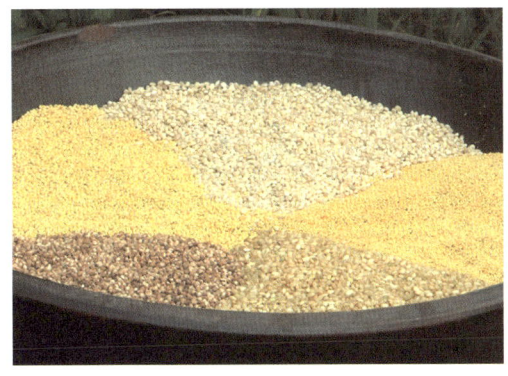

현미, 기장, 차조, 수수, 보리

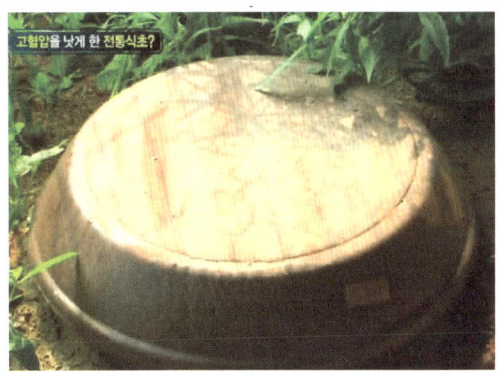

땅에 묻혀 숙성되는 식초

효능

1. 성인병 및 혈관 질환 예방, 치료에 좋다.

유기산미생물들이 만들어낸 최종 산물이 풍부해 인체의 활성산소를 제거, 성인병이나 혈관성 질환 등을 예방하는 데 탁월하다.

2. 피로회복을 돕고 면역력을 향상시킨다.

알칼리성 식품으로 몸의 산성도를 조절해 저항력, 상처치유능력, 발육 능력을 높인다.

식초의 종류

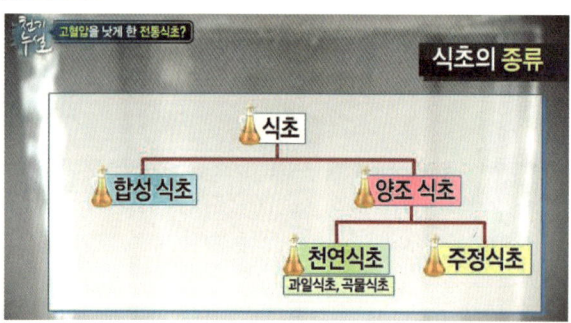

• 주정 식초: 주정을 넣어 단기간에 발효
• 천연 식초: 첨가물 없이 알코올 발효과정이 꼭 필요

🌱 활용 방법

• 물로 마시기

오곡식초를 다섯 배에 해당하는 물에 희석해 식전에 마신다.

• 전통 방식으로 오곡식초 만들기

재료: 쌀가루, 누룩가루, 면 보자기, 틀, 현미, 기장, 차조, 수수, 보리, 찜기, 물

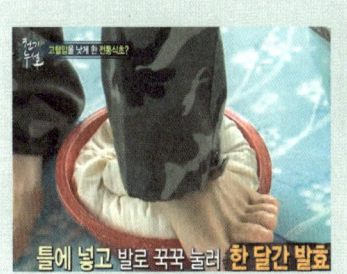

1. 쌀가루에 누룩가루로 섞어 면 보자기로 감싸 틀에 넣고 발로 꾹꾹 눌러 1개월간 발효시킨다.

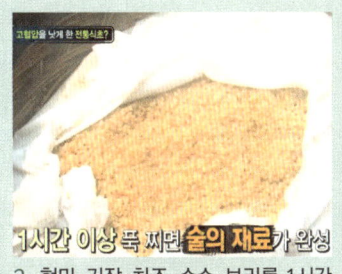

2. 현미, 기장, 차조, 수수, 보리를 1시간 이상 푹 쪄낸다.

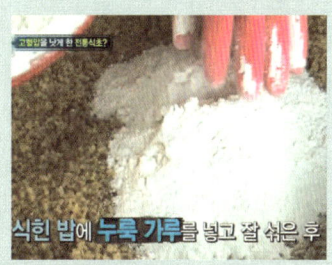

3. 식힌 오곡밥에 발효시킨 누룩가루를 넣고 잘 섞는다.

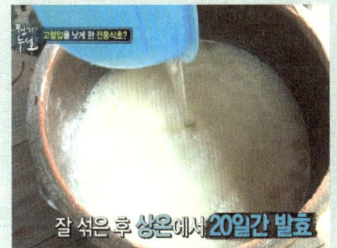

4. 발효에 적합한 용기에 누룩가루와 섞은 오곡밥을 넣고 다섯 배 정도의 물을 부어 섞어 상온에서 20일간 발효시킨다.

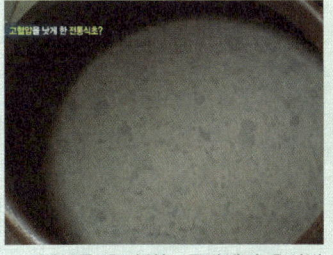

5. 36도를 유지하는 공간에서 초산발효과정을 거친다. 이 때 술이 식초로 변하게 되는데, 하얀 초막이 생겨 잡균으로부터 천연 식초의 고유함을 잃지 않게 돕는다

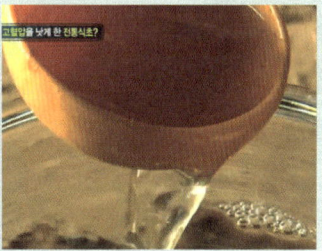

6. 45일간의 초산발효를 거치면 먹을 수 있는 천연오곡식초가 완성된다. 이후 약 15도를 유지하는 서늘한 곳에서 숙성기간을 거치면 더 깊은 식초의 맛을 볼 수 있다.

양파 물

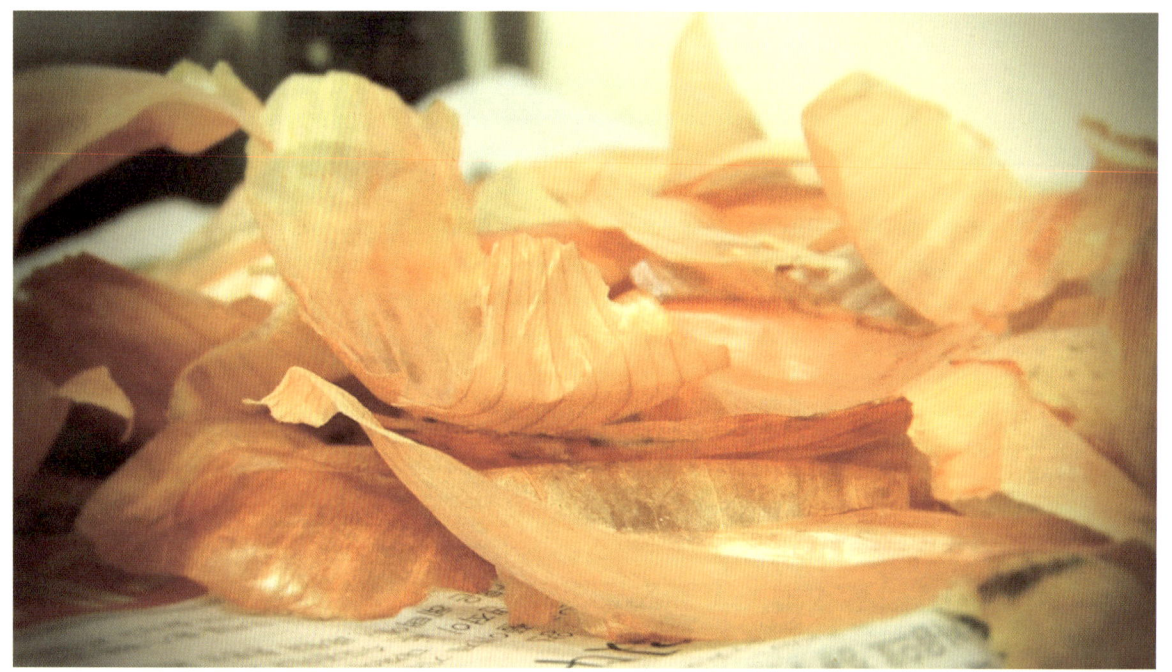

 **효능**

1. 혈압을 낮춰준다.

   양파 껍질의 케프세틴이 혈관의 확장과 수축을 담당하는 혈관 뇌피 세포의 기능을 조절함으로써 혈압을 낮출 수 있다.

2. 당뇨 치료에 도움을 준다.

   양파의 S-메틸 시스테인 설폭사이드라는 함유황 물질이 당뇨병 치료 및 예방에 도움이 된다.

양파 결별 케프세틴 함유량

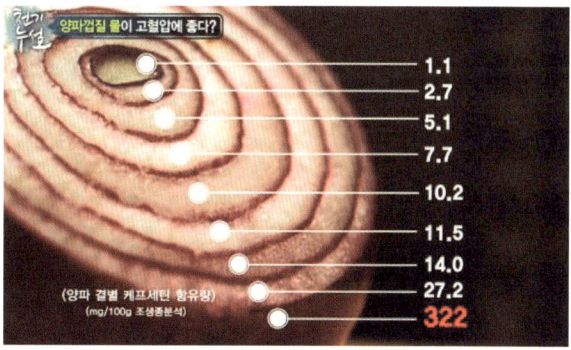

• 껍질 쪽의 영양이 훨씬 높다.

🌱 활용 방법

깨끗하게 씻은 양파 껍질을 모아두어 말린다.

● **양파 껍질 물**

재료: 물 2.5L, 양파 껍질 50g (양파 3~4개 정도의 껍질)

1. 물과 양파 껍질을 강한 불로 끓여 오렌지 빛이 감돌 때까지 끓인다. 마지막 3분은 약한 불로 우려내듯이 끓여준다.

2. 식후에 차를 즐기듯 마신다. 냉장고에 보관해 물처럼 마시는 것도 좋다.

● **양파 껍질 가루**

양파 껍질을 빻아 냉장보관하고, 요리의 조미료로 사용한다.

*양파의 단맛 때문에 설탕을 줄일 수 있다.

양파 물

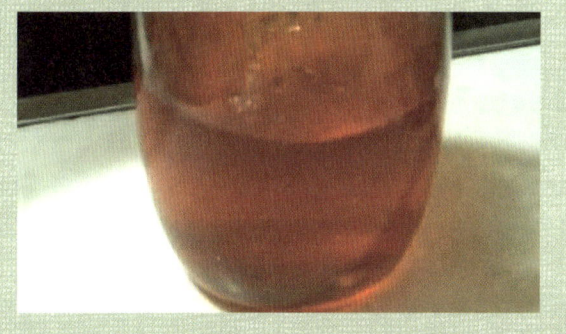

발아 현미

49회
건강을 지켜주는 새싹의 비밀_고혈압

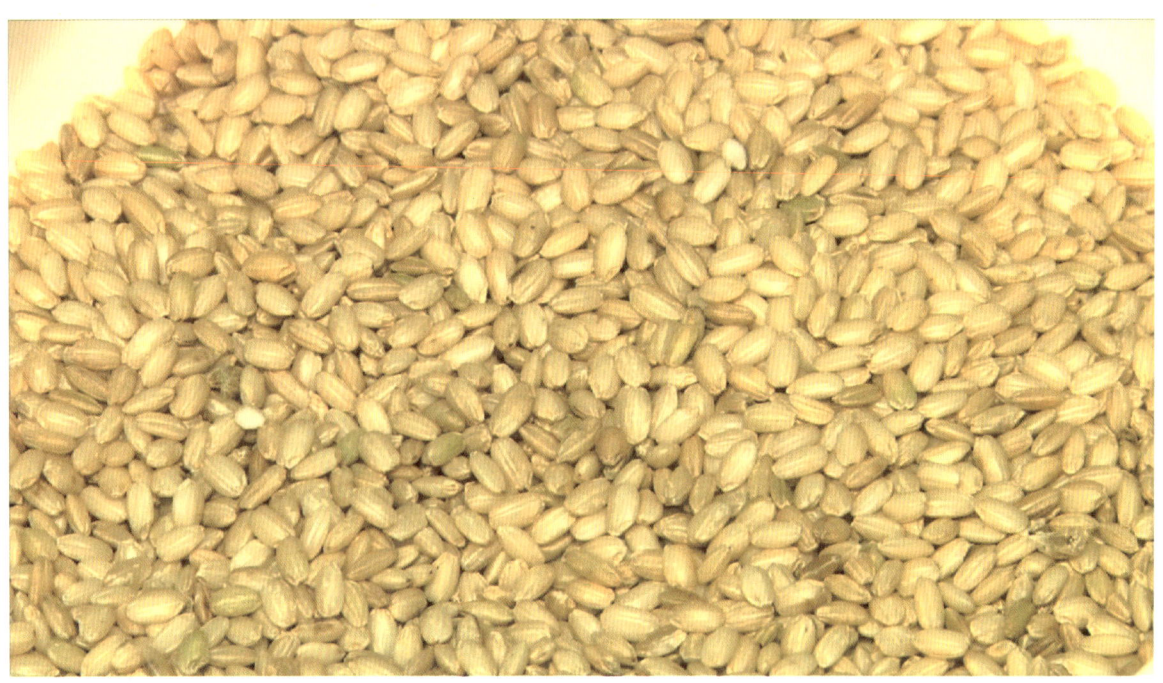

발아 현미

싹을 틔운 현미, 발아 현미. 현미를 발아 시키면 감마아미노낙산, 감마 오리자놀 비타민, 식이섬유, 항산화물질 등 각종 영양소가 대량 증가하게 된다. 발아 과정에서 만들어지는 효소에 의해 현미 속의 탄수화물, 단백질, 지방 흡수가 쉬워진다.

곡류는 씨눈이 발아되면 껍질 부분의 리그난, 셀룰로오스 등의 식이섬유가 일부 분해되어 식감을 부드럽게 한다. 또한 소화 흡수율을 높이고, 여러 효소, 비타민, 무기질, 생리활성 물질 등이 다량 생성되기 때문에 건강에 좋다.

효능

1. 체내 중금속을 배출시킨다.

발아 현미의 풍부한 식이섬유는 체내에 축적된 중금속을 배출시킨다. 또한, 과도한 영양소를 함께 배출시켜 비만을 막는다.

2. 성인병 예방에 도움이 된다.

콜레스테롤 수치를 정상으로 유지시켜 고혈압, 당뇨, 심장 질환 등을 예방한다.

3. 뇌 건강에 유익하고, 신경계를 안정시킨다.

발아 현미의 가바GABA는 아미노산의 일종인데, 뇌의 산소 공급량을 증가시키고, 뇌세포의 기능을 촉진시켜준다. 또한 신경계를 안정시켜주어 스트레스를 해소하게 한다.

4. 노화를 막는다.

식물성 기름과 리놀렌산, 각종 비타민이 풍부해 노화 방지에 탁월하다.

활용 방법

발아 현미로 밥을 지어 푸른 채소와 함께 먹으면 좋다.

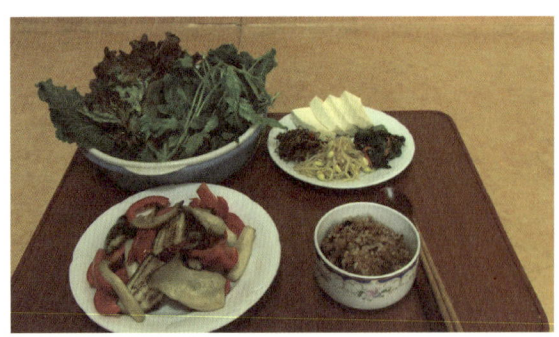

발아 현미를 만드는 법

재료: 공기가 잘 통하는 소쿠리, 소쿠리가 담길 만한 용기, 면포, 수확한 지 6개월 미만의 현미

1. 물에 현미를 붓고 살살 휘저으며 배아가 떨어져 나간 것들을 골라 낸다. *배아가 떨어졌거나 미완숙의 현미를 먹을 경우, 식중독을 일으킬 수 있다.

2. 소쿠리에 현미를 담는다.

3. 소쿠리를 큰 용기에 담고, 소쿠리가 잠길 정도의 물을 붓는다.
   *생수를 사용하고, 하루 정도 불린다.

4. 현미가 담긴 소쿠리를 건지고, 큰 용기의 물은 쏟아버린다.

5. 깨끗하게 씻은 용기에 대접을 넣고, 그 위에 현미가 담긴 소쿠리를 올린다.

6. 그 위에 물에 적신 면포를 덮어 수분이 날아가지 않도록 한다.

7. 24시간 후부터 발아가 시작된다.
   *섭씨 18℃~ 33℃를 유지한다.

8. 2~5mm 정도 발아되면 체반에 마른 면포를 깔고, 널찍하게 펴 햇볕에 말린다.

노니

49회
건강을 지켜주는 열매_고혈압

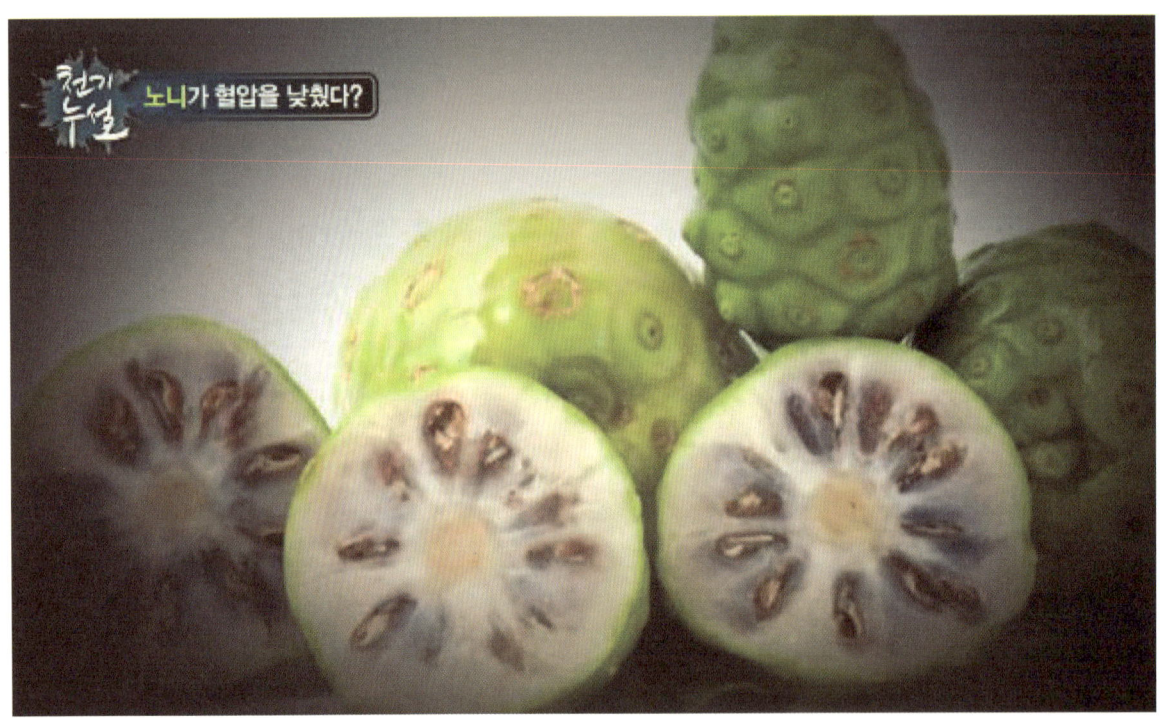

노니 나무는 높이 3〜12m로 크기가 다양하다. 잎은 달걀 모양이고 꽃은 작고 흰색이다. 열매는 크기 약 10cm로 감자처럼 생겼는데, 표면이 울퉁불퉁하다.

열매에는 섬유질이 많이 포함되어 있는데, 익으면 황백색의 껍질이 얇아져 투명한 것처럼 보인다. 이 시기의 열매는 썩은 치즈와 같은 고약한 냄새가 난다. 잎, 줄기, 꽃, 열매, 씨가 민간요법에 사용되어 왔다. 우리나라에는 없는 열대 식물로 온도 및 습도에 민감해 생육 조건이 까다로운 편이다. 남태평양 일대에서 '신비의 과일'이라고 불리고, 동남아시아와 남태평양 일대가 원산지이다.

🌿약효

파극천의 열매: 성질은 약간 따뜻하며 맛은 맵고 달며 독이 없다. 무릎이나 허리 통증을 제거하는 데 좋다. 어혈을 풀어주는 축어 작용을 하고, 피를 맑게 하는 청혈, 해독작용이 있다. 〈동의보감〉

🌱 효능

1. 혈압을 낮춰준다.

   노니의 스코폴레틴이 좁아진 혈관을 확장시켜주어 고혈압 치료에 효과가 있다.

2. 피부 미용에 도움이 된다.

   비타민과 미네랄이 풍부하게 들어 있는 노니는 노화를 방지해 주고, 피부의 주름을 개선시키는 효과가 있다. 노니로 천연 비누를 만들기도 한다.

3. 통증을 완화시킨다.

   프로제로닌이라는 성분이 항생제의 효과를 띠는데, 염증을 치료하는 데 도움이 된다.

🌱 활용 방법

과다 복용할 경우 오히려 혈압을 높일 수도 있으므로 전문의와 상의해 적당량을 섭취하도록 한다. 특히 임신을 했거나 모유 수유 중일 경우는 노니를 먹지 않는 것이 좋다.

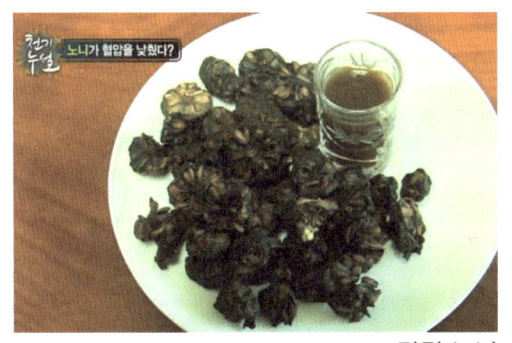
말린 노니

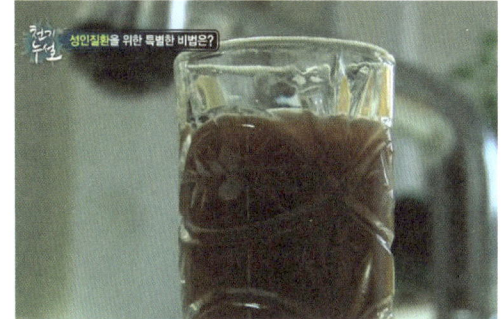
노니 주스

● 노니 주스

노니와 물을 믹서를 이용해 함께 갈아 마신다.

● 노니 차

노니와 물을 넣고 팔팔 끓여 따뜻한 차로 마시면 좋다.

● 노니 샐러드

각종 채소와 과일 등을 먹기 좋게 자르고, 드레싱 대신에 노니 가루를
뿌려 먹는다.

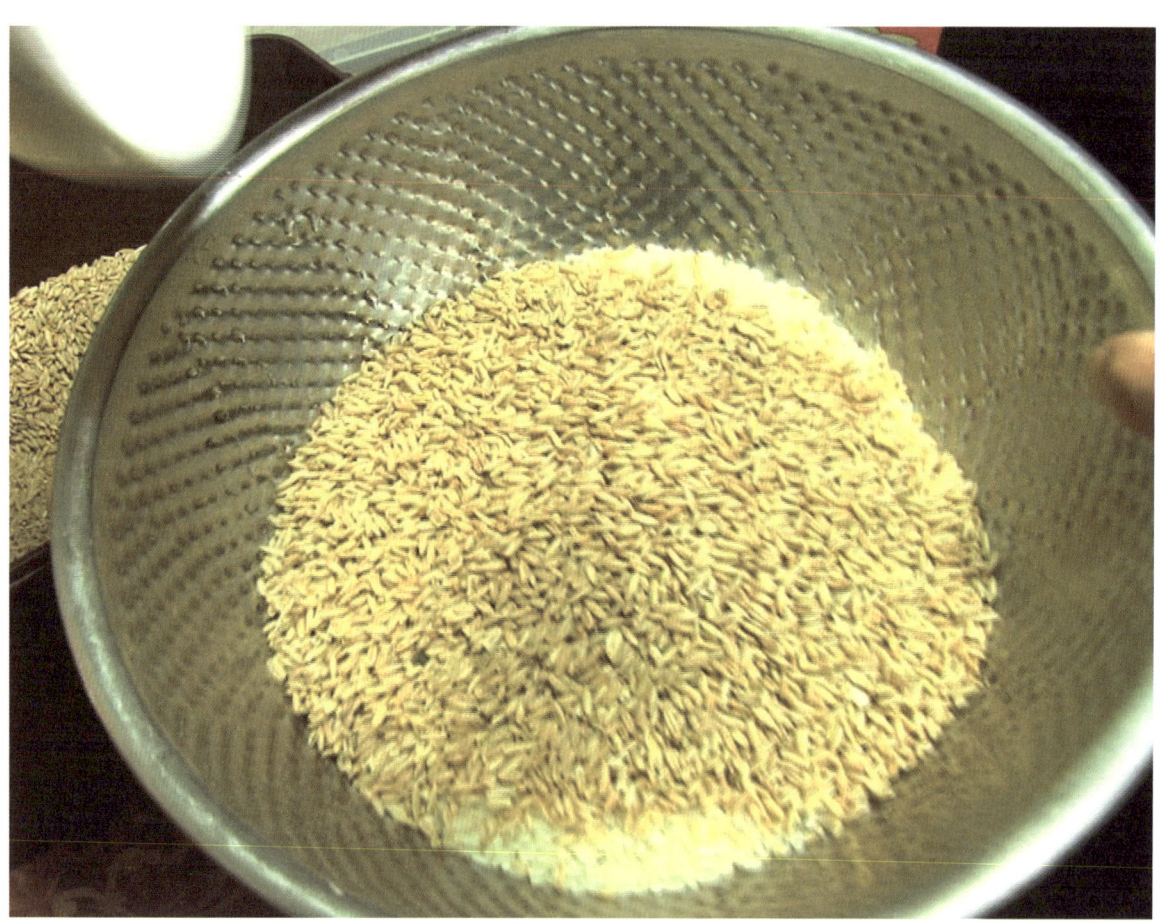

고려 시대 원나라가 말 먹이로 가져온 것으로 우리나라에 처음으로 보급되었다. 우리나라 귀리 생산의 90% 이상이 전북 지역에서 이루어진다. 참새나 제비가 잘 먹어 '연맥'이라고도 불린다.

대부분이 가축의 사료로 사용되어 그 가치가 잘 알려져 있지 않다가 미국 〈타임〉지에서 귀리를 세계 10대 건강식품으로 선정하며 관심을 받고 있다.

약효

하루 3g의 귀리를 복용할 경우 혈액 속 콜레스테롤을 낮춰준다. 〈미국영양학회〉

귀리에 함유된 성분이 혈관 질환 개선에 도움을 준다. 〈출처: 미국농업 연구소〉

귀리는 혈압을 낮추는 데 효과적인 베타글루칸 풍부하다. 〈출처: 농촌진흥청〉

효능

1. 콜레스테롤 수치를 낮춘다.

수용성 식이섬유인 베타글루칸이 함유되어 있는데, 대장 내의 콜레스테롤 전구물질을 몸 밖으로 배출시켜 혈당과 혈중 콜레스 테롤의 농도를 감소시킨다.

2. 혈압을 낮춘다.

혈관 질환 개선에 도움이 되는 칼륨이 대량 함유되어 있어 체내 나트륨을 배출을 도와 혈압 상승을 막는다.

3. (만성)변비를 해소해준다.

귀리는 보리, 기장, 현미에 비해 식이섬유 함량이 월등히 높아 장에 자극을 적게 주면서 장 속 유익한 균을 늘려 배변 활동에 아주 큰 도움이 된다.

활용 방법

- **귀리 쌀밥**

  귀리의 식감을 부드럽게 하기 위해 쌀과 함께 섞어 밥을 짓는다.

- **귀리와 우유(물)**

  1. 귀리를 기름을 두르지 않은 프라이팬에 연한 갈색 빛을 낼 때까지 볶는다.
  2. 볶은 귀리를 식혀 믹서를 이용해 곱게 갈아준다.
  3. 우유에 가루를 타 마신다. *공복에 식사 대용으로 먹을 수 있다.

곡물의 칼륨 함량 비교

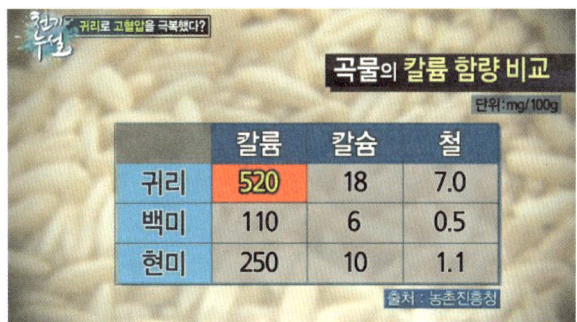

곡물의 칼륨 함량 비교

단위: mg/100g

	칼륨	칼슘	철
귀리	520	18	7.0
백미	110	6	0.5
현미	250	10	1.1

출처 : 농촌진흥청

베타글루칸 함량 비교

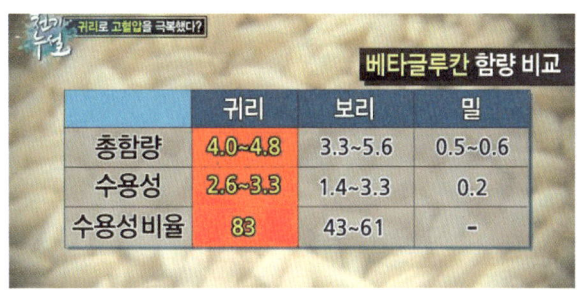

베타글루칸 함량 비교

	귀리	보리	밀
총함량	4.0~4.8	3.3~5.6	0.5~0.6
수용성	2.6~3.3	1.4~3.3	0.2
수용성비율	83	43~61	-

대추

말린 음식에 숨겨진 건강법_고혈압

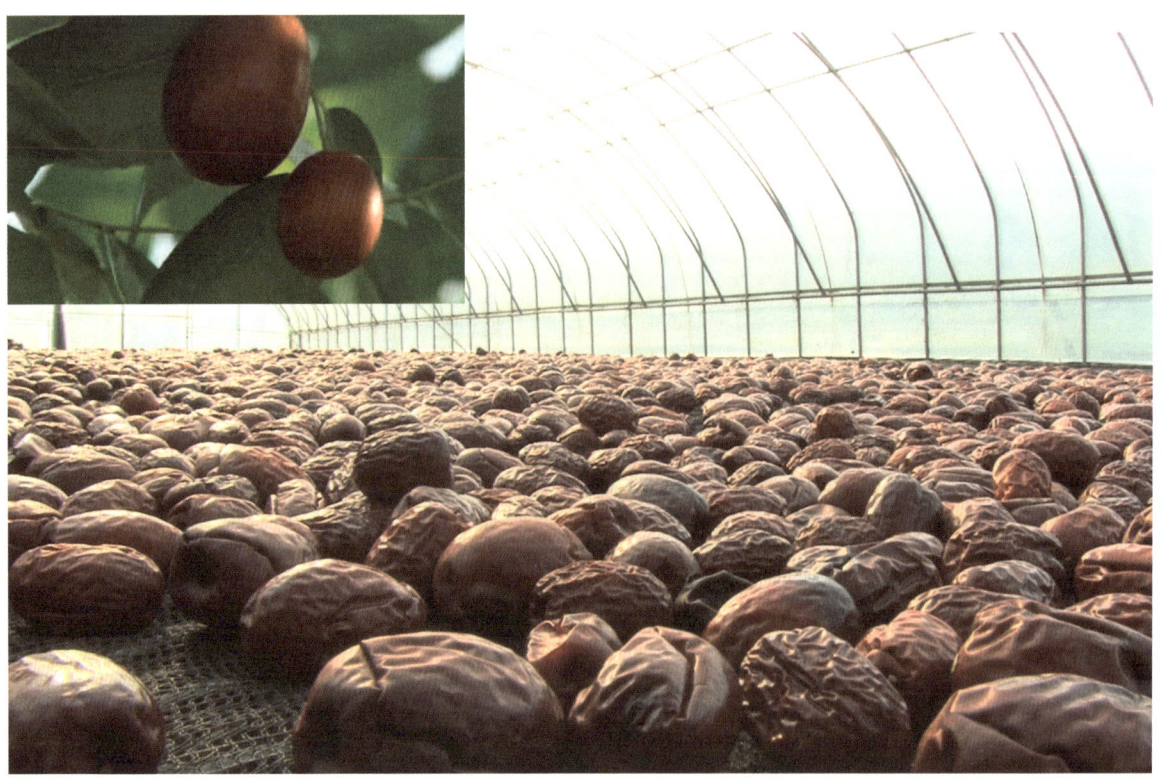

우리나라에서는 흔히 차례상에 올리거나, 폐백할 때 자손 번창의 의미로 던져 주는 대추. 대추나무의 원산지는 인도이며 약 5m 정도까지 자란다. 대추나무의 꽃은 5~6월에 2~3개씩 모여서 피는데, 꽃잎은 다섯 장이고 노란빛이 감도는 녹색을 띤다. 열매는 단단한 씨가 안에 있는 타원형으로 초록색으로 맺혔다가 가을에 붉은 갈색으로 익는다. 날로 먹기도 하며, 말려 저장해 먹기도 한다.

약효

성질이 따뜻하며 속을 편안하게 해주고 오장을 보호한다. 〈동의보감〉

말린 대추는 혈압을 낮추는 폴리페놀 성분이 증가한다. 〈출처: 충북대학교, 국립농업과학원〉

효능

1. 혈압을 낮춰 각종 성인병을 예방할 수 있다.

사포닌과 비타민P가 많아 혈압을 낮추고, 모세혈관을 깨끗하게 하여 동맥경화를 막을 수 있고 중풍도 예방한다.

2. 콜레스테롤 수치를 낮춘다.

대추에는 칼륨이 풍부해 체내의 나트륨을 배출시키며 콜레스 테롤 등의 나쁜 이물질을 없애준다.

3. 신경을 이완시켜 준다.

대추씨에는 신경을 이완시키는 물질이 함유되어 있어 불면증 치료에 도움이 된다.

4. 호흡기 질환 치료에 도움을 준다.

천식, 기침 등 각종 호흡기 질환을 개선시키는 데 효과적이고, 체내 면역력을 높여 감기 등에 걸리지 않도록 돕는다.

5. 항암 효과가 있다.

대추의 미네랄, 플라보노이드, 베타카로틴 등이 활성산소를 제거 하고, 발암물질을 흡착해 몸 밖으로 배출시켜 암을 예방할 수 있다.

활용 방법

생대추를 말려 보관하면 오래 먹을 수 있다. 대추를 말릴 때는 햇볕을 고루 받을 수 있도록 자주 뒤집어 준다.

● 섭취 시 주의사항

평소에 음식을 먹을 때 헛배가 부르고 가스가 차는 것 같은 느낌을
받는 경우, 당뇨를 가진 경우 섭취를 삼가는 것이 좋다. 또한 대추는
열량이 높기 때문에 과체중인 경우도 섭취를 피하는 것이 좋다.

● 말린 대추 차

재료: 대추, 물, (기호에 따라 생강, 당귀 뿌리 등 준비)

*대추의 양, 끓이는 시간에 따라 농도를 조절할 수 있다.

1. 잘 말린 대추에 칼집을 낸다. *맛이 더 잘 우러날 수 있다.

2. 센 불에서 물과 함께 끓인다.

3. 끓기 시작하면 중간 불에서 은근하게 끓인다.

4. 생강이나 당귀 뿌리 등과 함께 끓여 더 풍부한 맛을 낼 수 있다.

생대추와 말린 대추 영양소 비교

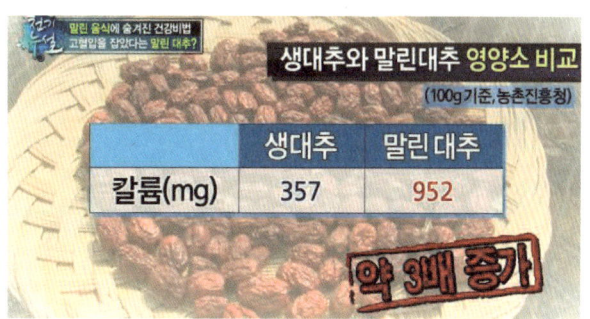

생대추와 말린대추 영양소 비교 (100g기준, 농촌진흥청)	생대추	말린 대추
칼륨(mg)	357	952

약 3배 증가

● 대추 효소 만들어 먹기

재료: 잘 익은 대추, 흑설탕, 물

1. 붉게 잘 익은 대추를 씻어 준비한다.

2. 대추와 흑설탕, 물을 1 : 1 : 1 비율로 섞어 용기에 함께 붓는다.

*흑설탕과 물을 먼저 섞어 설탕물을 만든 뒤 부으면 편하다.

3. 3개월 정도 그늘진 곳에서 숙성시킨 후 건더기를 걸러 액체만 보관한다.

4. 물과 희석해 마시거나 다양한 음식에 사용할 수 있다.

● 대추와 잘 어울리는 음식

파: 기침 감기에 대추 6개, 생강 60g, 파뿌리 4~6개 정도를 함께 넣고 끓여 수시로 마시면 도움이 된다.

인삼 & 꿀: 대추는 열이 많아 인삼, 꿀과 궁합이 잘 맞는다. 인삼과 대추를 저며 꿀에 재 차로 마시면 체력을 높이고 식욕을 북돋는다.

대추

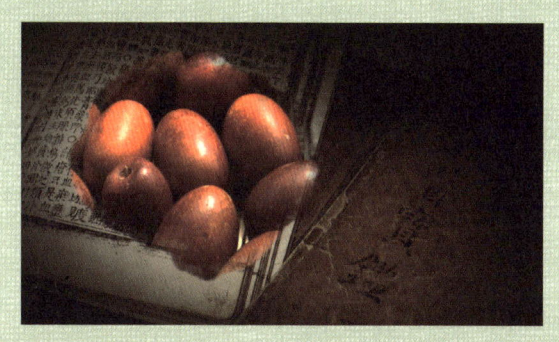

감국

가을 약용 식물 건강법_고혈압

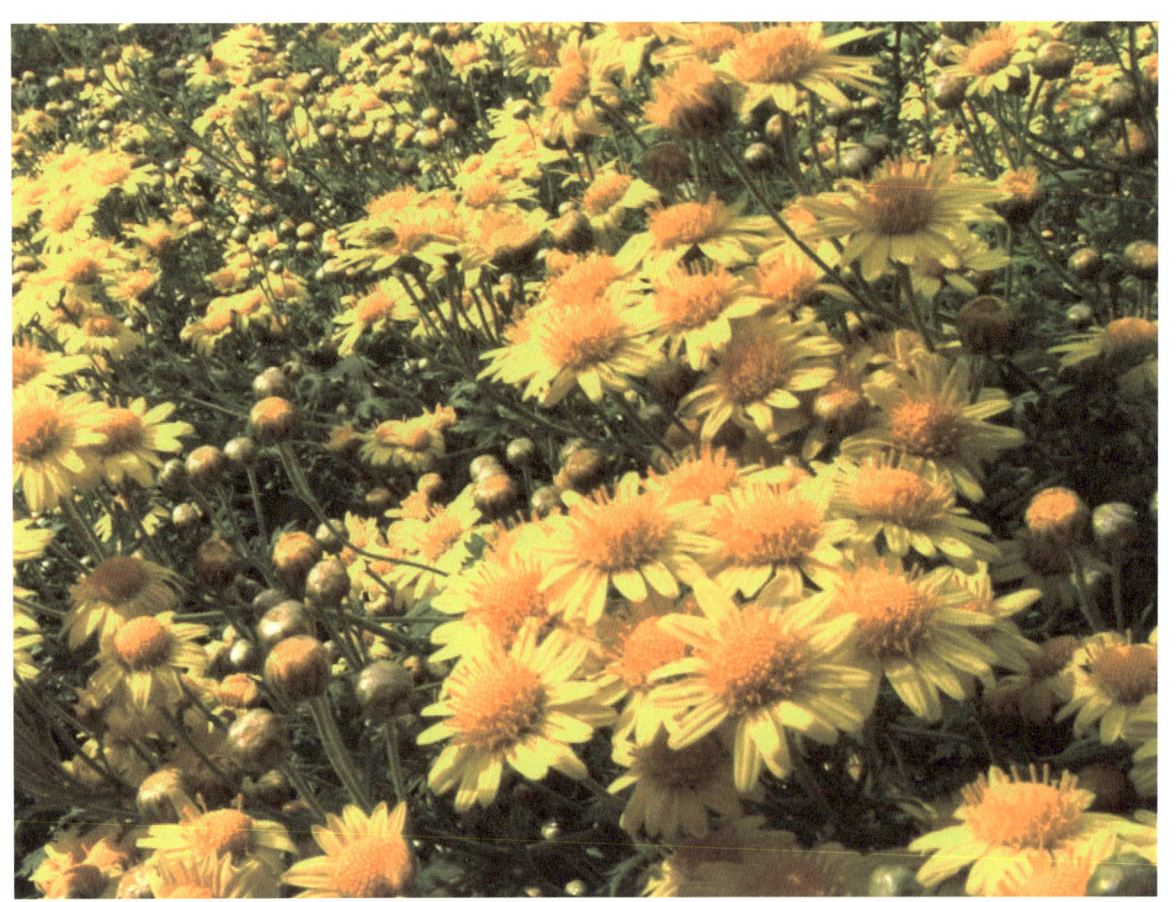

높이가 약 30~60cm 정도이며, 잎은 깃 모양으로 어긋난다. 10월~11월 즈음에 노란색 꽃이 가지 끝에 모여 핀다. 여러 국화종 중에 독성이 없어 식용이 가능하며 한의학에서 약재로 사용한다.

약효

머리가 어지럽거나 눈이 어둡거나 침침할 때, 눈물이 날 때 먹으면 효과가 있고 장기간 복용하면 노화를 막고 장수하게 한다. 〈동의보감〉

효능

1. 두통에 효과적이다.

감국의 줄기를 말려 베개 속에 넣으면 두통 완화에 효과적이다.

2. 심혈관 계통 질환에 효과적이다.

감국이 혈관을 이완시켜 심혈관 계통 질환에 긍정적인 영향을 미친다.

3. 고혈압 치료에 도움이 된다.

콩, 난황, 식육에 함유된 비타민B 복합체의 하나로 지방간을 예방하고 고혈압에 도움을 주는 콜린이 다량 함유되어 있다.

활용 방법

• **섭취 시 주의할 점**

사상의학에서는 태음인에게 처방하는 재료로 눈이 빨갛고 화가 좀 많은 사람일 경우 잘 맞지만 몸이 허하고 손발이 차고 자주 설사하는 사람은 장기 복용 시 오히려 건강을 해칠 수 있다.

• **감국차**

재료: 감국 꽃송이, 찜통

1. 감국의 꽃송이만 따로 떼어 흐르는 물에 헹궈준다.

2. 찜통에 넣어 살짝 익힌다.

3. 2~3일 정도 그늘에 말린다.

4. 적당히 뜨겁게 달궈진 팬에 덖는다. *꽃잎이 떨어지지 않도록 조심스럽게 5회 정도 덖는다.

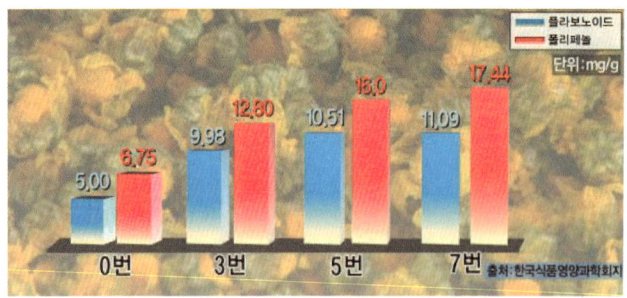

• 감국의 폴라보노이드, 폴리페놀이 덖음 횟수가 증가됨에 따라 최대 2.5배 정도 함량 수치가 높아진다.

● 감국 꽃전

재료: 찹쌀가루, 뜨거운 물, 감국 꽃, 식용유

1. 찹쌀가루를 뜨거운 물로 익반죽한다.

2. 적당한 양을 동그랗고 납작하게 빚어 식용유를 두르고 달군 팬에 올린다.

3. 익지 않은 반죽 위에 감국 꽃을 올려 앞뒤로 노릇하게 구워낸다.

● 감국 꽃 밥

쌀과 감국 꽃을 넣어 함께 지으면 국화 특유의 향과 쌉싸름한 맛을 느낄 수 있다.

● 비슷한 꽃_산국

감국과 산국은 생김새가 매우 유사하지만 산국에는 독성이 있어 생으로 먹으면 위험하다. 산국은 소금물에 1분 정도 데쳐 찬물에 헹군 뒤, 바짝 말려 차로 마신다.

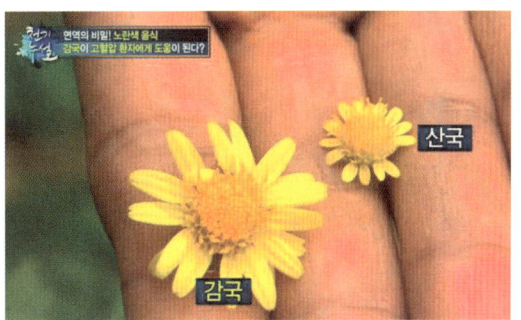

감국과 산국 비교

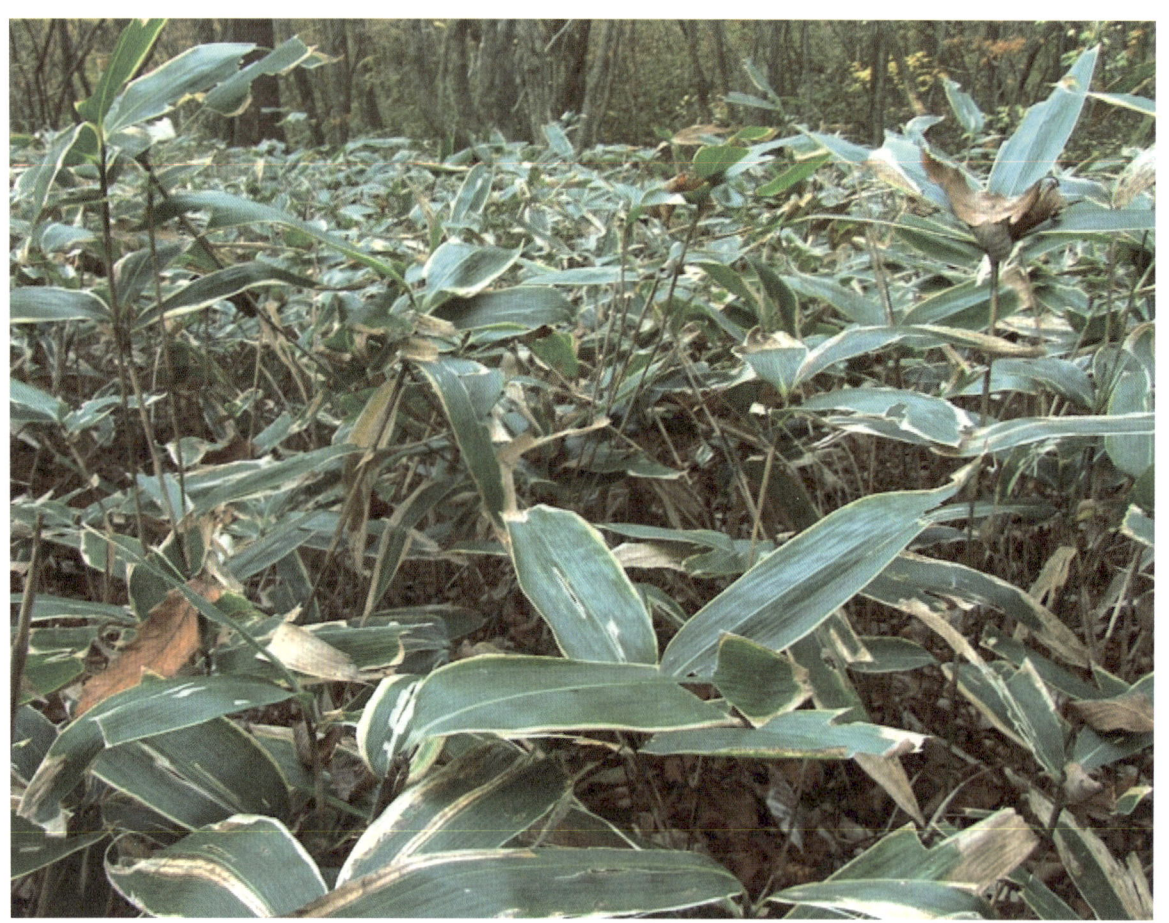

제주 조릿대는 대나무과 식물로 1m 안팎으로 자라며 제주 지역에서만 자라나는데, 해발 600m부터 1,900m까지 폭 넓게 분포되어 있다. 한라산에 가장 넓은 영역에 걸쳐 자라고 있다. 한라산 일대에 분포하는 제주 조릿대는 허가를 받아야 채취할 수 있다.

약효

조릿대 잎과 줄기 뿌리를 잘게 썰어 그늘에서 말렸다가 오래 달여서 마시는데 오래 먹으면 체질이 바뀌어 허약한 체질이 건강하게 바뀐다. 조릿대는 성질이 차므로 몸이 찬 사람이나 혈압이 낮은 사람한테는 좋지 않다. 〈동의보감〉

효능

산에 나는 대나무, 조릿대에는 대나무가 가진 효능을 대부분 가지고 있다.

1. 몸의 열을 낮춰준다.

찬 성질의 조릿대를 적당량 장복하면 몸의 열을 낮추는데 도움이 된다. 특히 간의 열을 내려주어 간 기능을 정상적으로 회복시키는 데 좋다.

2. 부종을 제거한다.

3. 혈압을 낮춰준다.

4. 항염 및 항암 효과가 있다.

5. 신경 안정의 효과가 있다.
   뇌신경을 진정시키는 작용을 해 스트레스 해소에 도움이 된다.

활용 방법

겨울 조릿대를 이용해 차를 만들면 가장 풍미가 좋다.

• 섭취 시 주의사항

가을-겨울 조릿대의 잎사귀 가장자리에는 미세한 가시가 생기는데 독성분이 함유되어 있어 인체에 유해하다. 조릿대를 손질할 때 가장자리를 반드시 잘라내도록 한다.

• 제주 조릿대 차

1. 싱싱한 겨울 제주조릿대를 깨끗하게 씻어 준비한다.

2. 가장자리의 미세한 가시를 가위로 잘라낸다.

3. 작은 크기로 자른다.

4. 상온에서 넓게 펴 1년 정도 숙성시키며 말린다.

*1년 정도 숙성한 조릿대는 맛이 더욱 부드러워지며, 달아진다.

5. 뜨겁게 우려낸 차를 수시로 마신다.

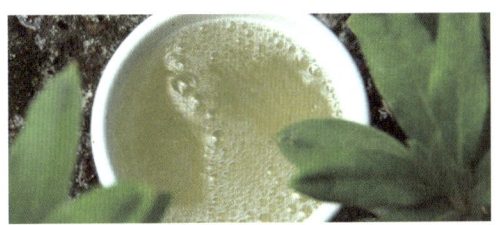
조릿대 차

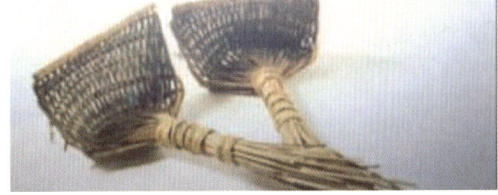
복 조리개

일반 조릿대와 제주 조릿대 비교

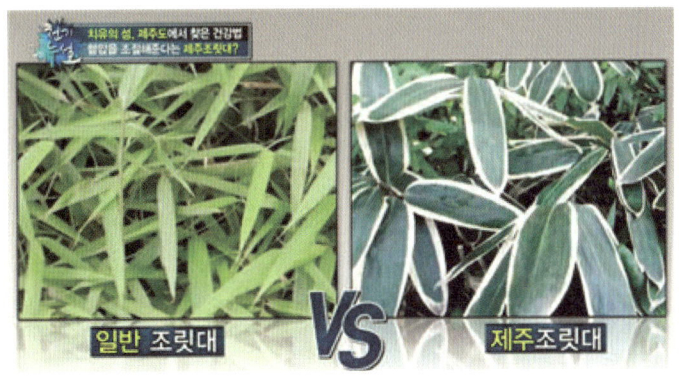

천문동

78회
자연의 축복, 뿌리 건강법_고혈압

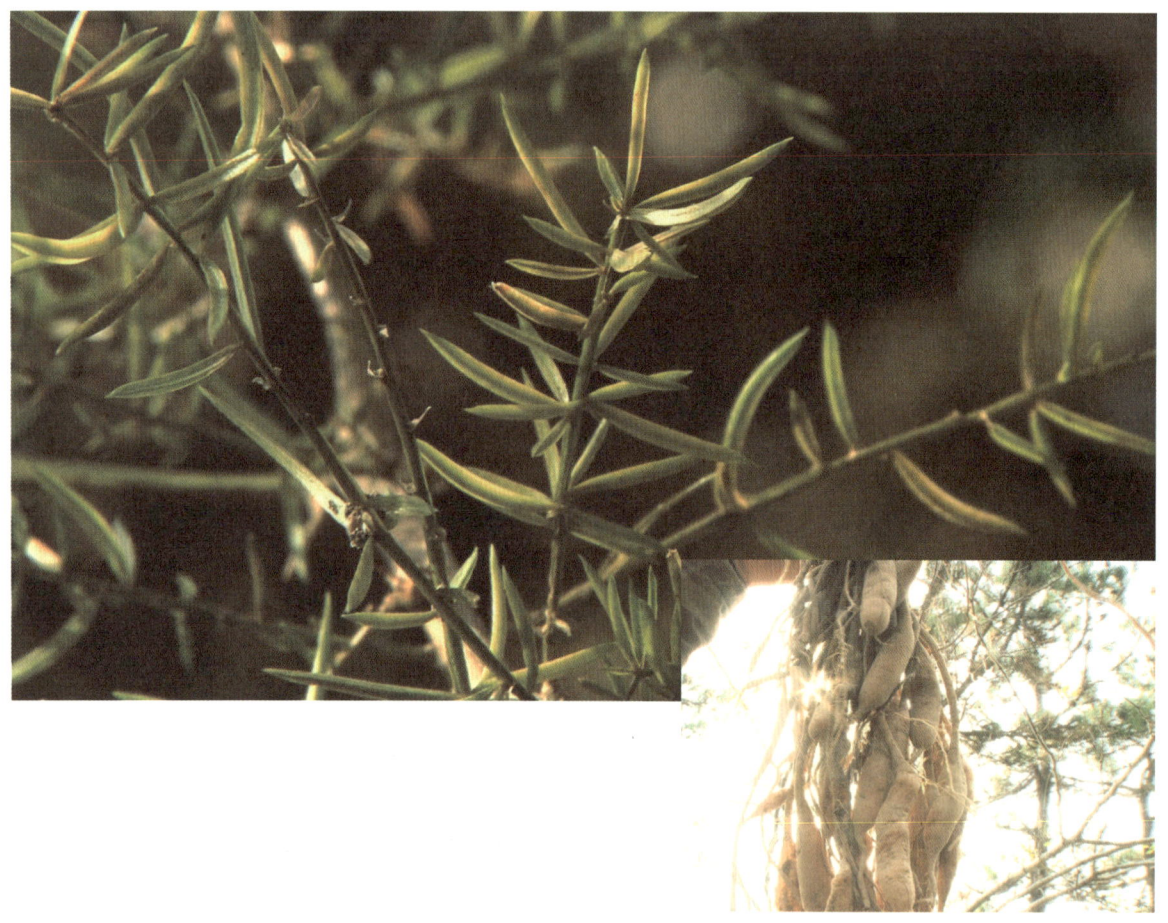

하늘의 문을 여는 겨울 약초, 천문동은 아스파라거스과의 여러해살이 풀로 한국, 중국, 일본 등에서 분포하며 주로 바닷가에서 자란다. 우리나라에서는 11개의 지역에서 그 자생지가 확인되었다.

〈향약집성방〉에는 '천문동을 먹으면 하루에 오백 리를 가고 달리는 말을 따라잡으며 신선이 된다'는 말이 있다. 방추형의 짧고 많은 뿌리가 사방으로 퍼져 자라는데, 그 개수가 적게는 30개부터 보통 150개씩 함께 달린다. 반으로 쪼개면 위아래를 관통하는 심이 있다. 달콤 쌉싸래한 맛을 가지고 있어 깨끗이 씻어 생으로 먹어도 좋다. 단, 생으로 먹을 때에는 가운데의 심은 먹지 않는다. 줄기는 그 길이가 약 1~2m이며, 꽃은 5~6월에 피고 잎겨드랑이에 1~3개씩 달리며 연한 노란빛을 띤다.

약효

뇌경색과 고혈압에 효능이 있는 한방약에는 천문동이 공통적으로 포함된다. 〈출처: 대한한방내과학회지, 동의생리병리학회지〉

여러 가지 풍습으로 몸 한쪽에 감각이 없는 것을 치료하고, 골수를 보충해주며 뱃속의 벌레를 죽이고 폐를 튼튼하게 하여 한열을 없앤다.

〈동의보감〉

효능

1. 원기 회복에 좋다.

아스파라긴산과 글리코사이드 성분이 다량 함유되어 있어 피로를 풀어주고 면역력을 증강시키는 데 많은 도움이 된다.

2. 기관지 건강에 좋다.

스테로이드와 글리코사이드 성분이 기침, 천식 증세를 완화시켜 준다.

3. 항암 효과가 있다.

대표적인 항암물질인 아스파라긴산이 대량 함유되어 있다.

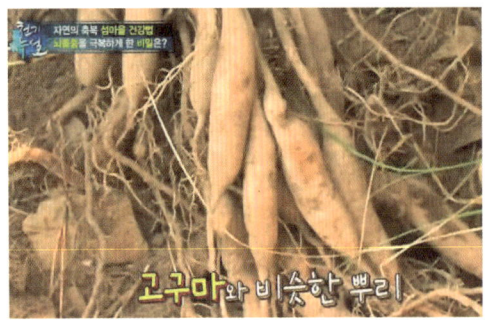

천문동 뿌리

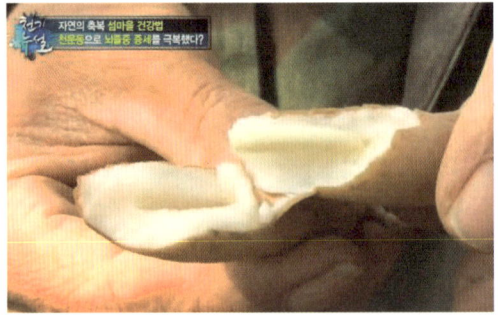

천문동의 단면

🌱 활용 방법

● 천문동 약술

재료: 천문동 200g, 술 1.8L, 유리병

*겨울 천문동이 뿌리에 약성이 가장 높으므로 약술을 담글 때 사용하면 좋다.

1. 채취한 천문동을 깨끗하게 씻어 준비한다.
2. 천문동을 삶아 껍질을 제거해 말려준다.
3. 천문동과 술을 함께 담아 6개월 정도 숙성시킨다.

● 천문동 꿀조림

1. 채취한 천문동을 깨끗하게 씻어 껍질 채 삶는다. *삶으면 껍질이 더 잘 벗겨 진다. 삶은 천문동은 심을 빼낼 필요 없이 사용 가능하다.
2. 껍질을 벗겨낸 천문동을 먹기 좋은 크기로 썰어준다.
3. 대추도 씨를 제거해 적당한 크기로 저며 준다.
4. 꿀과 함께 버무려 냉장 보관해 수시로 꺼내먹는다.

● 천문동 차

재료: 천문동 20~30g, 물 1.5L

1. 천문동을 깨끗이 씻어 물기를 말려 준다.
2. 천문동을 얇게 저며 물과 함께 끓인다.
3. 물이 끓기 시작하면 약한 불로 줄여 30분에서 1시간 정도 더 끓여

준다.

4. 건더기는 체에 걸러내고 차는 냉장 보관해 수시로 먹으면 좋다.

- ● 그 밖에
깨끗하게 씻어 적당한 크기로 자른 천문동으로 밥을 짓거나 국, 찌개 등에 넣어 함께 끓여 먹는다. 또, 인삼 대신에 닭백숙에 사용해도 좋다.

- ● 섭취 시 주의 사항
약성 자체가 차기 때문에 평소에 찬 음식을 먹으면 대변이 묽어지는 과민성 대장증후군을 가진 사람들이나 소화력이 약한 사람들은 적게 먹는 것이 좋다.

천문동과 비짜루 비고

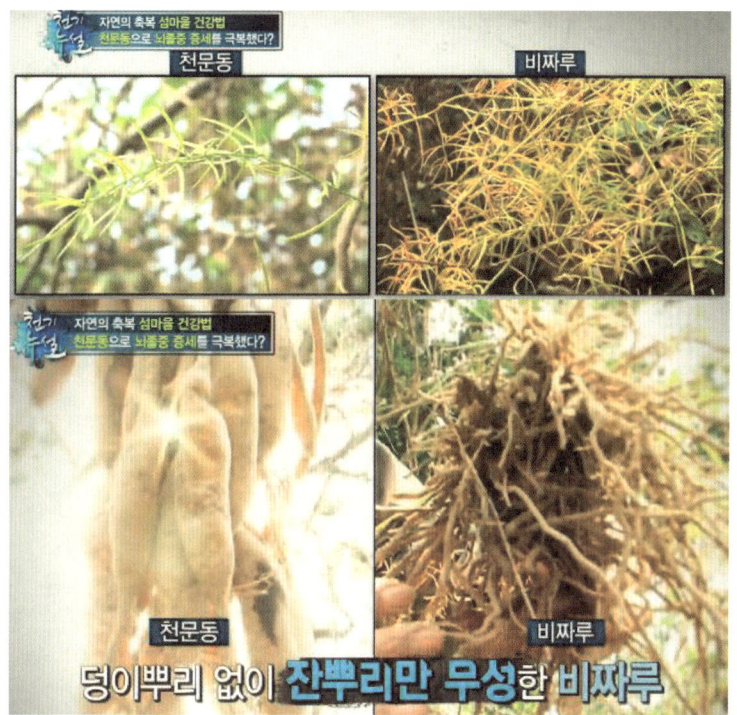

자연의 축복 섬마을 건강법
천문동으로 뇌졸중 증세를 극복했다?
천문동

비짜루

자연의 축복 섬마을 건강법
천문동으로 뇌졸중 증세를 극복했다?
천문동

비짜루

덩이뿌리 없이 **잔뿌리만 무성**한 비짜루

• 비짜루는 천문동보다 더 무성한 잎을 가지고 있고, 줄기에 가시가 없다.

아가리쿠스

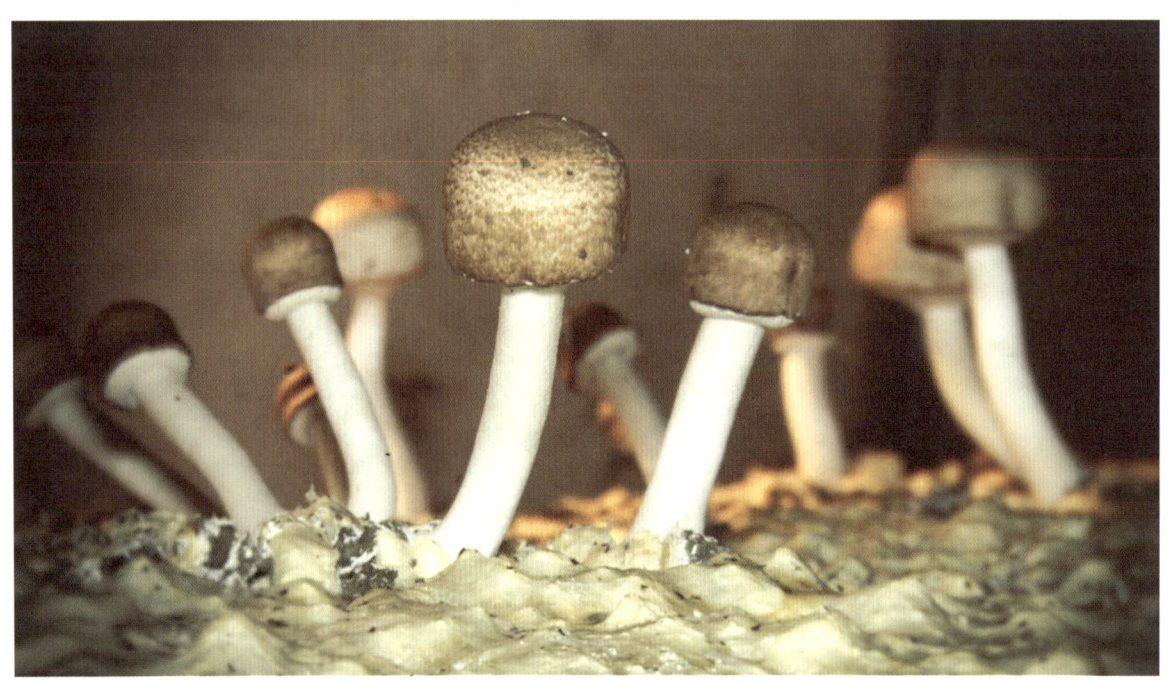

1816년에 브라질에서 처음 발견되었다는 아가리쿠스는 1970년대 말 우리나라로 수입되었다. 아가리쿠스는 브라질 말로 '신의 버섯'이라는 뜻이다. 우리나라에서는 신령버섯으로 불린다. 레이건 전 미국 대통령의 대장암 치료에 쓰이면서 유명해지기도 했다.

약효

아가리쿠스 버섯이 콜레스테롤 수치를 낮춰 고혈압 치료에 도움이 된다. 〈출처: 카이스트 생명공학과 연구 논문〉

탄수화물, 단백질, 칼슘, 철분, 베타글루칸, 리놀렌산 등을 다량으로 함유하고 있어 인체의 면역력은 높여주고 혈액 순환을 좋게 한다.

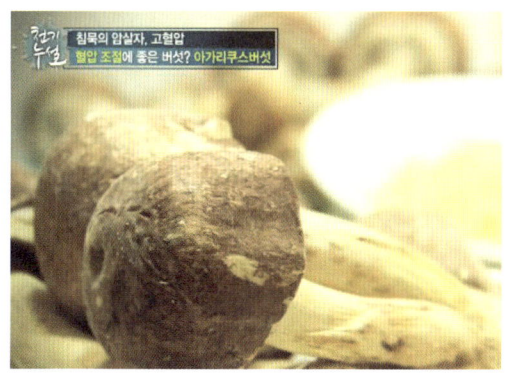

말린 아가리쿠스

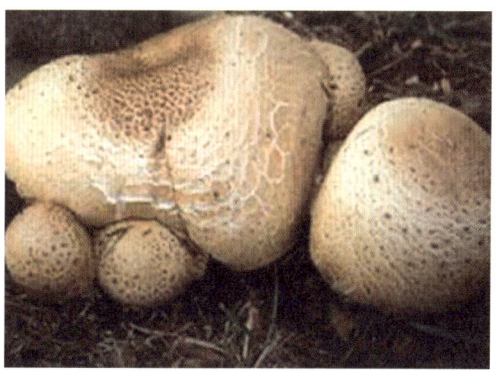

야생 아가리쿠스

효능

1. **면역력을 강화시킨다.**

   실제 암세포를 줄이는 작용을 하기보다는 항암치료 등으로 기능이 저하된 세포들의 면역력을 빨리 올려주는 기능을 한다.

2. **항암 효과가 있다.**

   베타글루칸 성분이 다량 함유되어 있어 항암 효과를 나타낸다. 또한 항암치료로 인한 구토 및 매스꺼운 증세 등을 완화시켜준다.

3. **고혈압, 당뇨 치료에 도움이 된다.**

   단백질, 아미노산, 비타민, 미네랄 등이 풍부하게 함유되어 있어 혈당 및 혈압을 낮추며, 혈관 내 콜레스테롤 수치를 감소시키는 효과가 있다.

활용 방법

생 아가리쿠스나 말린 아가리쿠스를 그대로 꼭꼭 씹어 먹으면 좋다.

● 아가리쿠스 샐러드

아가리쿠스를 적당한 크기로 썰어, 다양한 채소 등과 함께 샐러드로 먹는다.

- 분말 아가리쿠스

  1. 아가리쿠스를 깨끗하게 씻어 잘 말린 뒤 분쇄기를 이용해 갈아준다.
  2. 우유 등에 타 먹거나 찌개, 국 등의 천연 조미료로 사용하면 좋다.

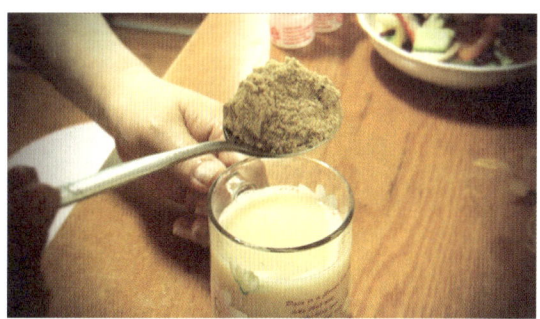

생 들기름

혈압을 조절하는 기름_고혈압

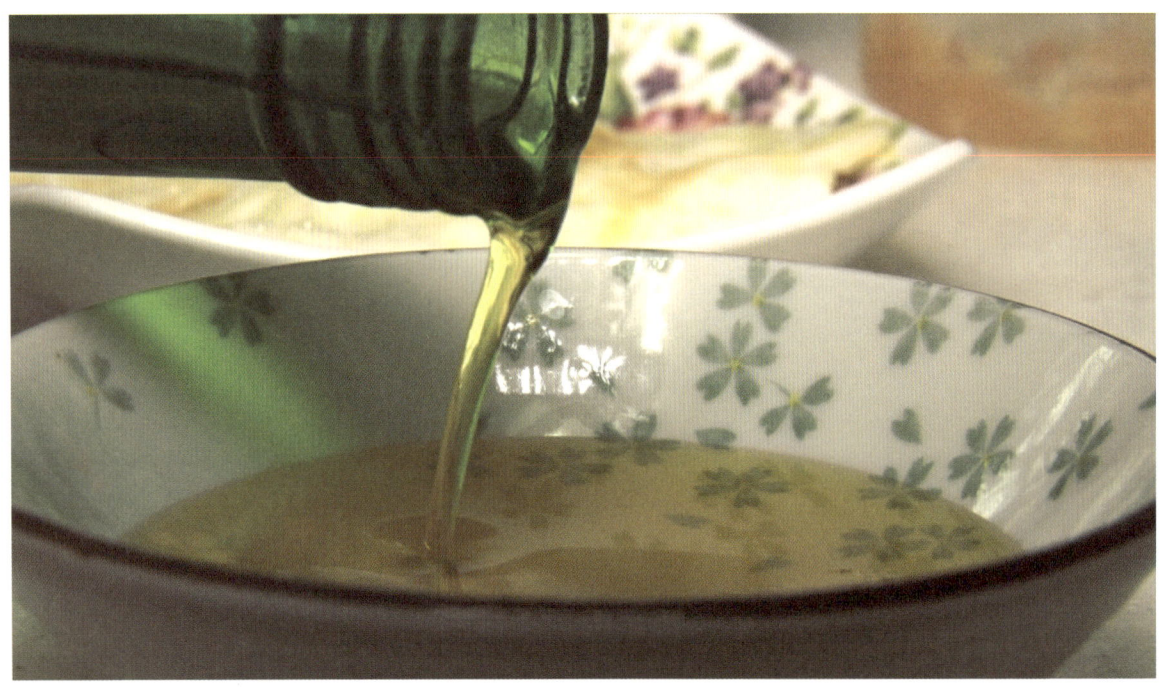

생 들기름

비린 맛이 강해 볶아 먹는 것이 일반적인 들깨는 약 100℃의 팬에서 5분 정도 볶은 후에 기름을 내지만, 생 들기름은 볶는 과정 없이 그대로 기름을 추출한다. 일반적인 들기름을 짜내기 위해 고온에서 잘못 볶을 경우, 벤조피렌 같은 유해물질이 생성될 위험이 있다. 그러나 볶는 과정을 생략하고 뽑아낸 생 들기름은 낮은 온도에서 냉/압착 방식으로 제조해, 상대적으로 오메가3 같은 불포화지방산 함유량이 그대로 유지된다.

약효

들깨의 알파 리놀렌산이 혈전을 용해하여 혈관 질환에 도움이 된다.

들깨는 몸을 덥게 하고 독이 없고 기氣를 내리게 하며 기침과 갈증을 그치게 하고 간을 윤택하게 해 속을 보하고 정수精髓, 즉 골수를 메워준다.

〈동의보감〉

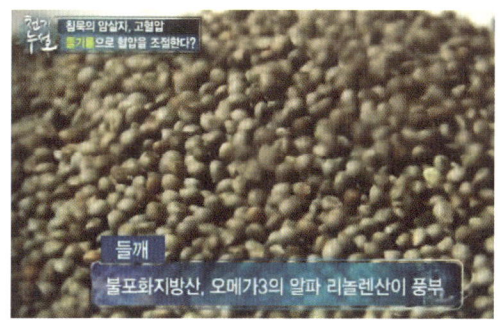

들깨

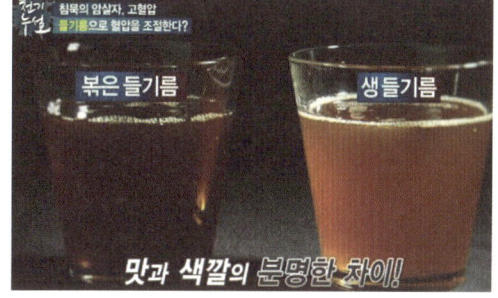

볶은 들기름과 생 들기름

효능

1. 고혈압 등 혈관질환에 상당한 효과가 있다.

   식물성 기름인 들기름은 리놀렌산을 다량 함유하고 있어 콜레스테롤 수치를 낮춰준다. 혈액 내 중성지방량이 줄고, 혈전이 용해되어 고혈압이나 심근경색 같은 혈관 질환에 상당히 도움이 된다.

2. 피부 미용 및 노화 예방에 좋다.

   GLA감마리놀렌산를 섭취함으로 프로스타글란딘의 활동을 촉진해, 노화를 방지하는 데 효과가 있다.

활용 방법

- 생 들기름 100% 즐기기

  들기름을 활용하는 나물 요리 등에 사용하고, 식전 혹은 식후에 한 숟가락씩 그대로 섭취한다.

- 들기름의 산화를 막는 방법

  참기름과 5:5 비율로 혼합하여 냉장 보관하여 사용하면 좀 더 오래 사용할 수 있다. 참기름은 들기름보다 48배의 산화안정성이 뛰어나다.

생 들기름

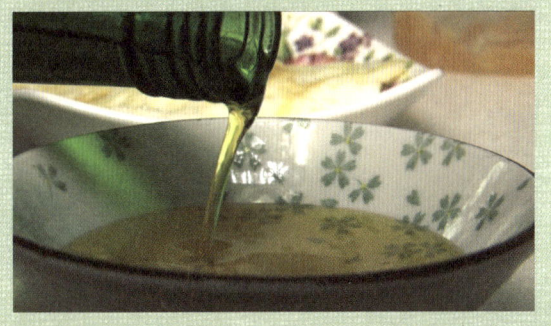

천마

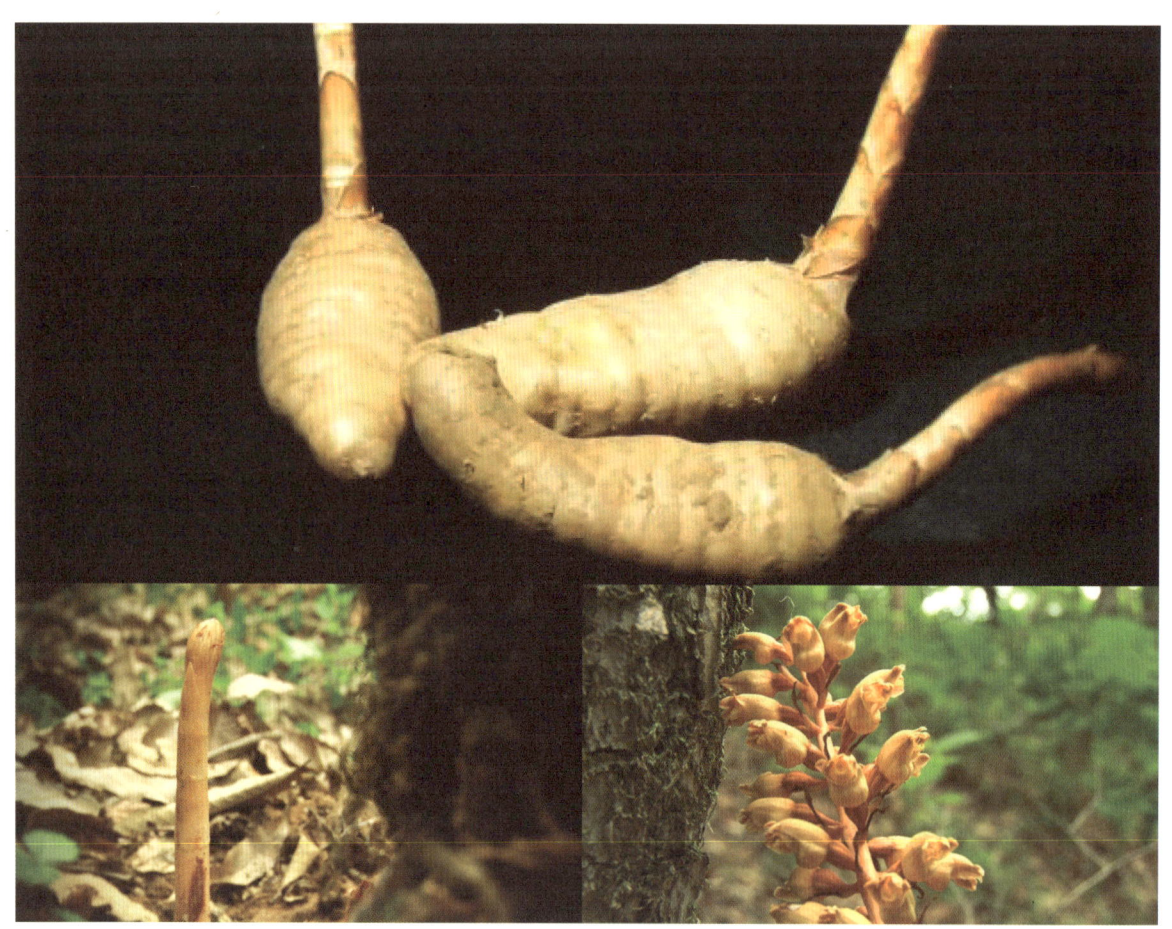

난초과의 여러해살이 기생식물인 천마는 황갈색으로 6~7월에 꽃이 피어난다.

높이는 약 1m이고 약 7~15cm의 굵은 긴 타원형의 줄기가 뻗어 자란다. 썩은 나무뿌리의 주변에서 버섯 종균과 공생하는데, 천마 겉에 실타래처럼 엉켜 자라는 버섯 종균은 천마를 통해 영양분을 흡수한다. 1년 중 꽃이 피기 전인 5~6월에 채취한 천마가 가장 좋다.

약효

허약해서 생긴 어지럼증과 중풍을 치료한다. 〈동의보감〉
두통을 없애주며 사지냉증, 마비 증상, 떨림을 치료한다. 〈본초강목〉

효능

1. 혈압을 낮춰준다.

천마의 가스트로딘은 몸 안에 생긴 유해산소 없애고 심박동수를 감소시키며, 칼륨과 마그네슘은 체내 나트륨을 배출해 혈압을 떨어뜨린다.

2. 어지럼증이나 두통 치료에 효과적이다.

3. 해독작용이 뛰어나다.

식중독을 치료하고, 각종 유해물질을 해독하는 데 탁월하다.

4. 원기를 회복시킨다.

뼈와 근육을 튼튼하게 하여 성장기 아이들에게 좋으며, 기력이 허한 사람들이 적당량 장복할 시 효과를 볼 수 있다.

🌱활용 방법

- **섭취 시 주의사항**

기혈이 약한 사람들이 천마만 단독으로 복용할 경우 속이 매슥거리고 답답한 증세가 나타날 수 있으므로 섭취량과 시기에 대해 전문의와 상담이 필요하다.

- **천마 주스**

재료: 천마 1개, 두유 1팩 또는 요구르트 2병

1. 천마를 깨끗하게 씻어 준비한다.
2. 껍질 째 적당한 크기로 잘라 요구르트나 두유 등과 함께 갈아 마신다. *천마만 갈아 먹을 경우 그 맛이 다소 역겨울 수 있으므로 요구르트나 두유 등과 함께 갈아먹는 것이 좋다.

● 천마주

재료: 천마, 유리병, 30도 이상의 담금주

1. 깨끗하게 씻어 준비한 천마를 병의 1/3지점까지 채운다.

2. 나머지 2/3을 담금주로 채운다.

3. 2~3년 정도 숙성시켜 먹으면 좋다. *지나친 음주는 건강을 해치므로 적당히 마시도록 유의한다.

천마의 채취 시기

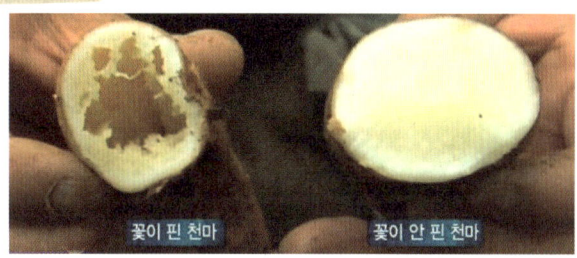

꽃이 핀 천마   꽃이 안 핀 천마

• 꽃이 핀 천마의 속은 비어 있다. 꽃이 피기 시작한 천마는 그 효과가 현저히 떨어지므로 천마는 꽃이 피기 전 5~6월 사이에 채취하는 것이 가장 좋다.

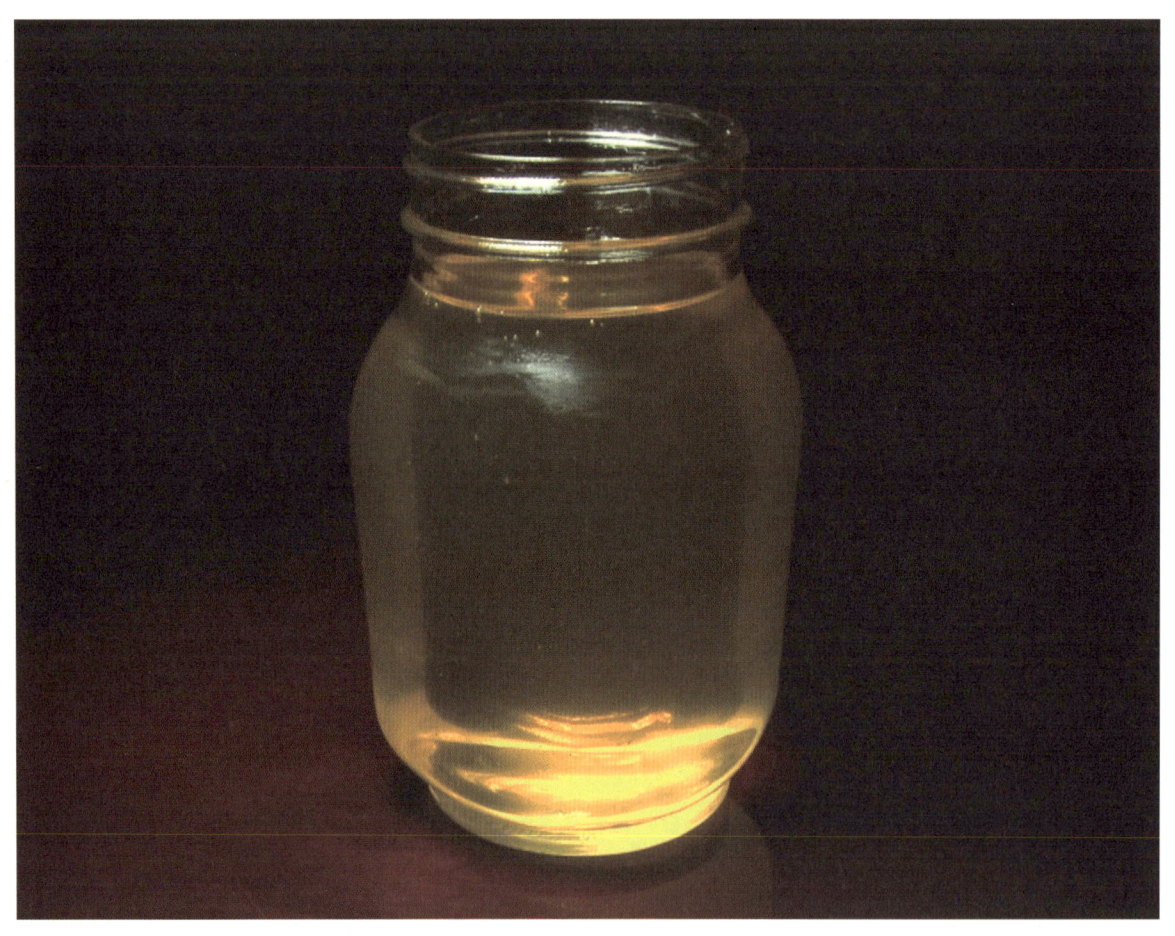

꿀 효소 발효액은 발효액 제조 시 흔히 사용하는 설탕보다 당 함량이 높고 그 자체로 액체인 꿀을 이용해 만든 것으로 일반 효소 발효액에 비해 발효 시간이 단축되는 장점을 가지고 있다. 다양한 재료들을 이용해 발효액을 만들 때, 주재료에 삼투압 현상이 잘 일어날 수 있도록 잘게 다지거나 저며 사용하는 것이 좋다.

약효

꿀은 백밀로 성질이 약간 따뜻하며 맛이 달고 독이 없다. 오장을 편안하게 하고 기를 돋우며 비위를 보하고 아픈 것을 멎게 하며 독을 푼다. 〈동의보감〉

효능

1. 고혈압을 예방한다.

꿀에 들어 있는 칼륨이 나트륨의 배출을 촉진시켜 고혈압을 막아주고 혈관 내 노폐물과 콜레스테롤을 제거해 혈액을 맑게 한다.

2. 항균 작용이 뛰어나다.

체내 헬리코박터균을 제거해 위염, 장염, 역류성 식도염 치료에 도움을 준다.

3. 피로 및 원기 회복에 좋다.

꿀의 당분은 포도당과 과당으로 더 이상 분해될 필요가 없는 단당류로 체내에서 바로 흡수해 빠른 피로회복의 효과를 볼 수 있다.

4. 냉증 치료에 좋다.

따뜻한 성질의 꿀을 적당량 장기 복용하면 수족 냉증이나 속이 차가운 사람들에게 좋다.

*인삼과 같이 먹으면 효과가 더 뛰어나나 체질에 따라 가려 섭취하도록 한다.

🌿 활용 방법

● 꿀 효소 만드는 과정

1. 제철 열매과 채소를 꿀에 재어 효소를 담근다. 우엉, 민들레, 도라지, 생강, 홍삼, 오디, 돼지감자, 보리수 등 다양한 재료를 이용해 효소를 담글 수 있다.
2. 재료를 깨끗하게 씻어 물기를 제거한 뒤, 편을 써는 등 적당한 크기로 자른다.
3. 재료와 꿀을 1:1 비율로 섞어 밀폐 용기에 담는다. 약 3개월 후부터

먹을 수 있다.

4. 여러 가지 음식에 설탕 대신 사용한다.

5. 아침 저녁으로 한 숟가락씩 먹는다.

6. 따뜻한 물에 타 마신다.

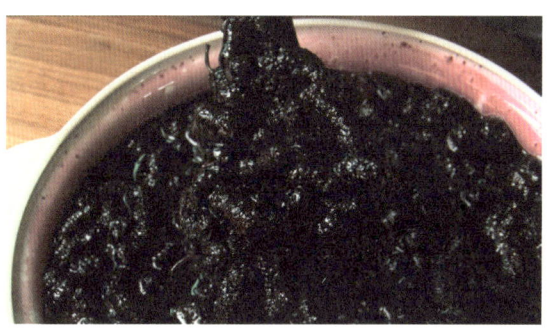

• 꿀 효소 발효액을 물에 타 마시기도 하고, 모든 음식에 조미료처럼 사용한다.

64회
내 몸을 살리는 잎 건강법_고혈압

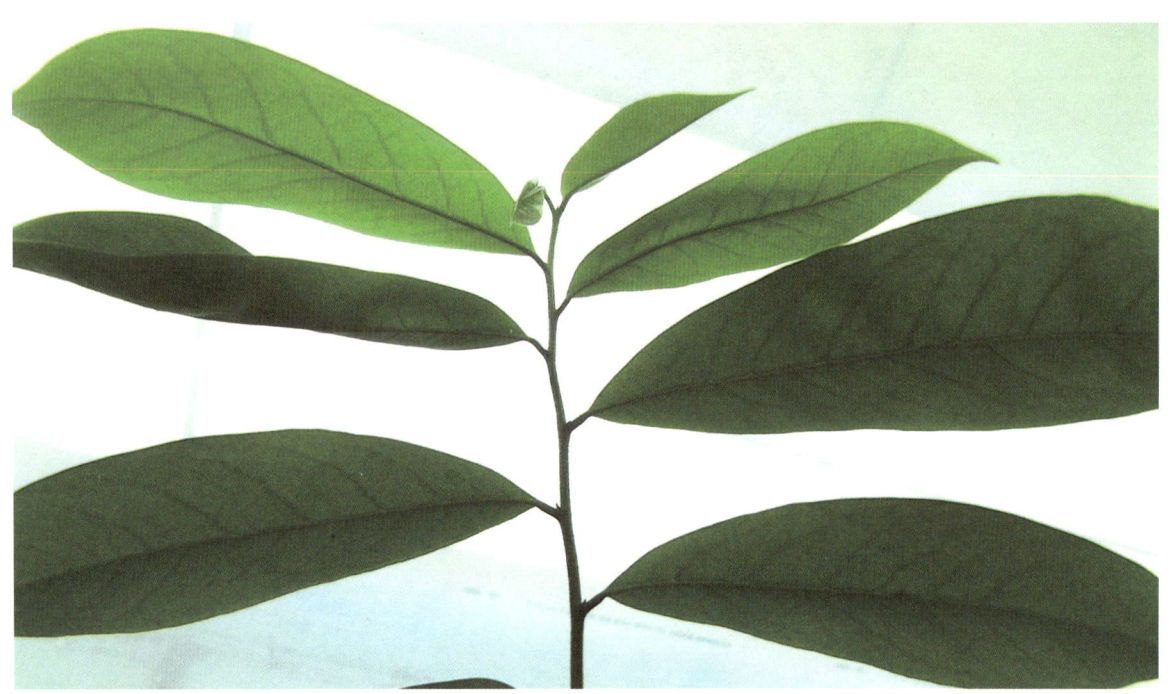

인디언이 사용하던 천연 약초로 배가 아플 때 그대로 씹어 먹기도 하고 다친 부위에 찧어 붙였다고도 전해진다.

브라질과 멕시코와 같은 남미의 열대지방에서 자생하는데 6m까지 자라나고 매운맛을 낸다. 뿌리에는 독성이 있어 원주민들은 살충제로도 사용했으며 음용을 위해서는 잎을 사용한다.

약효

그라비올라에는 뛰어난 항암 효능이 있다. 〈1976년 미국 국립 암센터〉

그라비올라 잎 성분이 혈압을 강하한다. 〈출처: 미국 대체의학저널 ISPUB〉

효능

1. 항암 효과가 있다.

파이토케미컬이라는 항산화, 항암 물질이 들어 있다. 특히 대장균과 황색포도상구균을 억제하는 데 탁월하다.

2. 혈압을 낮춰준다.

아세토제닌과 파이토케미컬 등의 물질이 활성산소의 생성을 막아주어 고혈압, 당뇨병, 고지혈증 등의 성인병을 예방한다.

🌱 활용 방법

그라비올라를 건조할 때는 집 안에서 말리는 것이 좋다. 건조 시 햇빛에 노출된 그라비올라는 갈색으로 변한다.

- **그라비올라 잎 차**

    재료: 그리비올라 잎 20장, 물 2L

    1. 그라비올라 잎을 깨끗하게 씻어 그늘에서 건조시킨다.

    2. 물과 함께 1시간 정도 푹 끓여낸다.

    3. 보리차 색과 유사하지만 보다 더 맑은 빛을 띠게 되는데, 냉장보관해 수시로 먹으면 좋다.

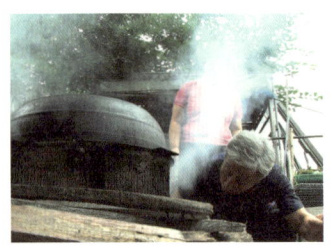
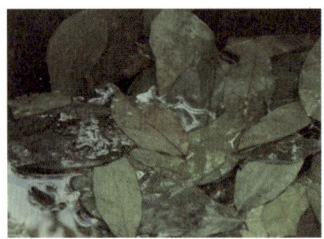
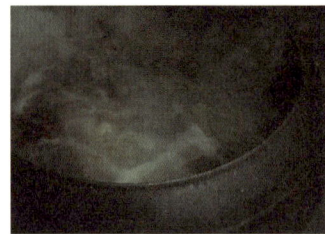

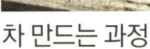

차 만드는 과정

그라비올라 잎

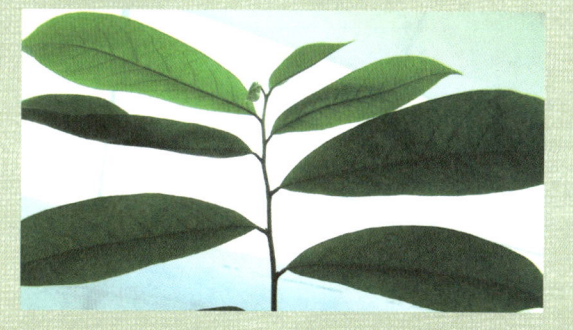

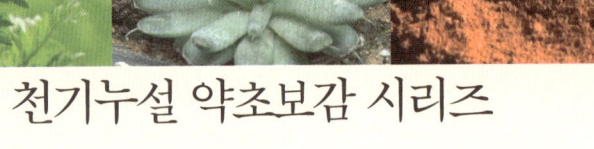
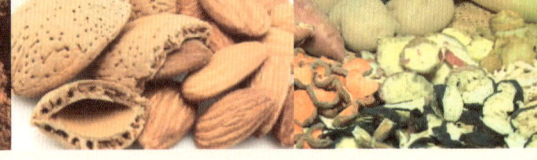

천기누설 약초보감 시리즈
1권 · 간 질환

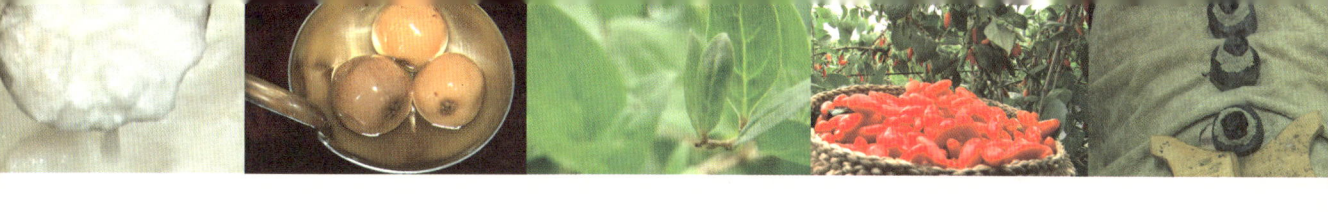

70회 칡 뿌리	카테킨이 강력한 항산화제 역할을 하여 혈중 콜레스테롤을 낮추고 아세트 알데하이드의 분해에도 작용하여 알코올로 인한 간의 독을 해소한다.
61회 흰 봉선화	해독 및 해소 작용이 있다. 적취, 어혈을 풀고, 순환이 원활하지 않아 생기는 나쁜 혈액 등을 해독하는 데 효과가 있다.

간담석

76회 발효액과 올리브유	올리브유에 함두된 스쿠알렌, 식물성스테롤, 토코페롤은 우리 몸에서 항산화, 면역 기능 증강, 항균 작용을 하여 혈액이나 장기에 쌓여있는 노폐물을 해독시켜 준다.

간염

70회 붉은 곡식	곡물에는 에너지의 기본이 되는 탄수화물과 대사에 필수적인 비타민B가 함유되어 있으며 특히 간세포 활성화에 도움이 되는 셀레늄(항산화제)이 들어있어 간 기능을 유지하는 데 매우 효과적이다.

담도 결석

50회 잔나비 불로초버섯	잔나비불로초버섯의 베타글루칸 성분은 체내 면역력을 높여 항암 작용을 돕는다.

간 건강

31회 굼벵이	고단백 식품인 굼벵이는 간의 기능을 강화시켜 체내 독을 배출하는 데 효과 적이다. 또한 활성산소를 배출시키고 어혈을 제거하여 뇌혈관 질환, 중풍, 심장병 등을 예방한다.
57회 재첩	재첩의 타우린, 비타민, 무기질 등이 간의 해독 기능을 향상시키며 음주 시, 혈중 알코올의 농도를 낮추는 역할을 한다.

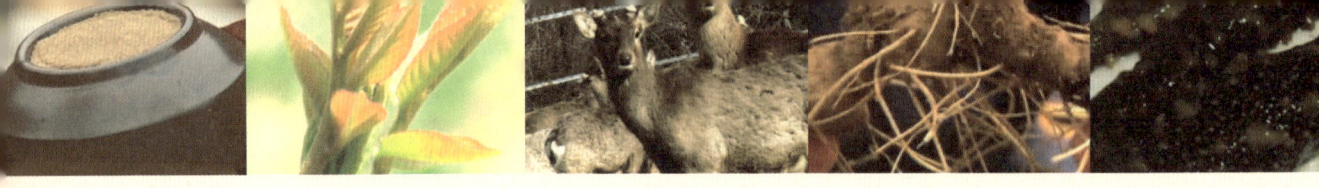

2권 · 장 질환

대장암

42회 개똥쑥	항암 효과가 매우 뛰어나다. 미국 워싱턴대학 연구팀은 기존 항암제에 약 1,200배에 해당하는 효능이 있다는 연구 결과를 발표했다.
51회 바위솔(와송)	면역력을 증진시키고, 암세포의 발생 및 전이를 방지한다. 와송의 특수 에탄올 성분이 각종 염증 질환을 완화시키는 데 도움이 된다.
53회 부처손	치질로 인한 출혈, 혈변, 혈뇨 등의 증상을 완화시킨다. 인후암, 폐암, 자궁경부암 등에 효과를 보인다.
59회 무화과	소화를 돕는 피신과 섬유질이 풍부해 장의 운동을 활발하게 하여 장을 튼튼하게 한다. 무화과의 벤즈알데히드에는 대장암을 유발시키는 암세포의 생성을 억제하는 효과가 있다.
68회 가지	가지의 식이섬유가 변비 등의 질환을 개선해줄 뿐 아니라 장내의 노폐물을 배출시켜 그 기능을 강화시킨다.
68회 청국장	대두의 이소플라본이라는 물질이 청국장 형태에서 더욱 풍부해져 더욱 큰 항암 효과를 낸다.
70회 견과류	견과류에는 암세포 성장을 느리게 하는 토코페롤과 파이토스테롤 등이 풍부하다.
74회 구기자	비타민C가 풍부하여 면역력 강화 및 피로 회복에 효능이 있다. 구기자의 베타인은 간 해독 기능을 향상시킨다.

직장암

51회 삼백초와 짚신나물	삼백초와 짚신나물을 함께 먹을 경우 그 효과가 더 커질 수 있고, 항산화 작용을 통해 암세포의 성장을 억제한다.
55회 비파주	비파 열매는 정상세포에는 영향을 주지 않고 암세포만 파괴하는 항암 효과가 있다고 한다. 또한 비파의 잎에는 아망다린이라는 성분이 함유되어 있어 이뇨 작용과 피로회복에 도움이 된다.
61회 쥐눈이콩	이소플라본이 항산화, 항염증 작용을 하여 암세포의 성장을 저해하고, 여성 호르몬에 관여하여 여성 호르몬과 관련한 암 질환을 예방하고 치료하는 데 좋다.
64회 당귀 잎	성질이 따뜻하여 혈액 생성을 촉진하는 보혈제의 역할을 하며 비타민 B12를 비롯해 엽산류 등을 다량 함유하고 있어 빈혈을 예방한다.

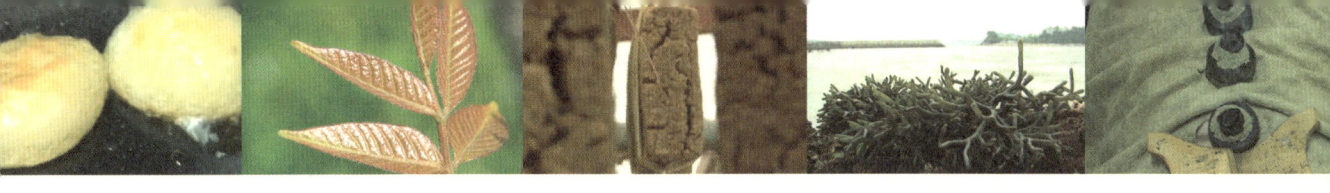

| 64회 **아마 씨앗** | 아마 씨 껍질에 들어있는 식이섬유소인 리그난과 아마 씨 기름에 들어있는 필수지방산인 알파리놀렌산이 각종 암을 예방한다. |
| 79회 **쑥뜸** | 오래된 쑥은 오장육부를 편안하게 하고 기력을 북돋아 준다. 특히 따뜻한 성질의 약쑥을 햇볕에 말려 보관하면 그 따뜻한 성질이 오래간다. |

췌장암

| 73회 **말린 채소** | 말린 음식은 건조를 통해 장기 보관이 될 뿐 아니라 소화가 적은 양으로도 쉬우며, 비타민,열량, 미네랄 등 각각의 영양소를 보다 더 농축된 형태로 섭취할 수 있어 환자들의 회복을 돕는 데 매우 효과적이다. |

대장 선종

| 70회 **우엉** | 항암 효과가 뛰어나다. 우엉의 껍질에는 인삼의 주성분으로 알려진 사포닌이 함유되어 있다. |

과민성 대장증후군

| 21회 **지장수** | 황토로 만든 물로 냉증, 신경통, 관절염 등에 효과가 있다. 황토 속의 칼륨, 마그네슘 등이 몸의 붓기를 가라앉히고, 혈액 순환을 돕는다. |

변비

| 45회 **티베트 버섯** | 변비를 예방 및 치료한다. 티베트 버섯의 유익한 유산균들이 장내의 미생물 들의 균형을 이루게 하고 장 점막의 면역 기능을 활성화 시켜준다. |

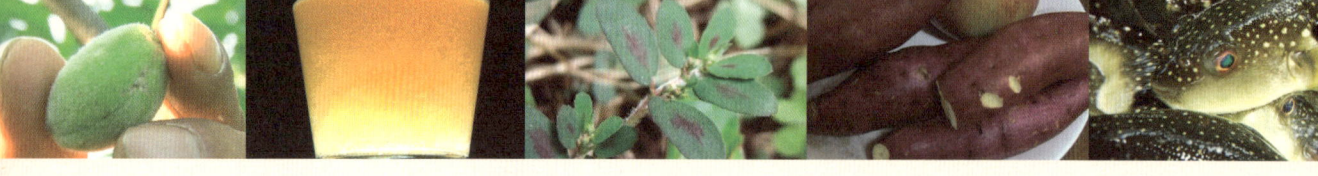

3권 · 위장 질환

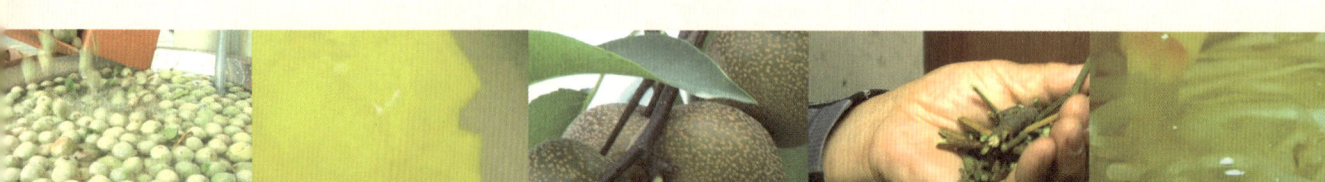

위선종

49회 옻순 옻은 어혈을 풀어주고 장에 좋다.

위염

46회 삽주 소화 기능을 튼튼하게 한다. 삽주의 따뜻한 성질이 약한 위장을 보호하고, 위염 같은 각종 위 관련 질환을 개선하는 데 좋다.

위장병

17회 달기약수 철분, 칼슘, 마그네슘 등 각종 미네랄 성분이 다량 함유되어 있는 것으로 밝혀졌다.

위경련

61회 냉초 찬 성질의 냉초는 몸 속, 특히 위장의 열을 내리고 해독하는 효능이 있어 위염, 위궤양, 위경련 등을 완화시키는 데 도움이 된다.

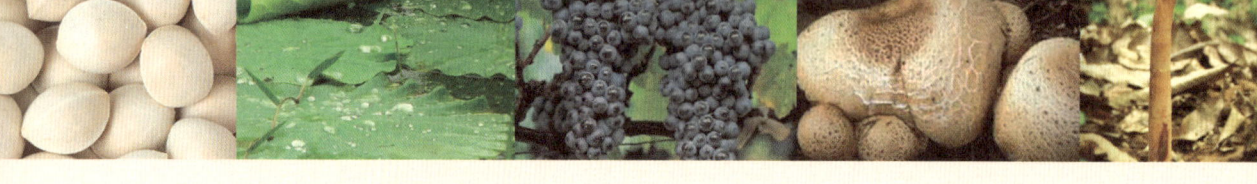

4권·폐 & 이비인후과 질환

·폐 질환

폐암

29회 유황 건강법	몸에 열을 내고 오래된 체증과 냉벽(冷癖) 등을 다스리는 효능이 있다.
29회 마늘	마늘의 유기성 게르마늄과 셀레늄은 암 세포의 증식을 억제하고 암을 예방하는 데 매우 효과적이다.
42회 겨우살이	암세포를 죽일 만큼 항암 효과가 있고, 독일 같은 경우는 종양 치료보조제로 많이 사용되고 있다.
42회 비단풀	암세포 성장 억제효과 및 해독작용이 있다.
55회 개복숭아	기관지 질환 치료에 도움이 되고, 씨앗의 아미그달린 성분 자체는 기관지의 기능을 강화시키고 기침을 멈추게 한다.
55회 졸복	복어는 허한 것을 보하고 몸의 탁한 습기를 제거해 허리와 다리를 편하게 하며 치질을 없애고 살충을 하는 효과가 있다.
65회 돌배	돌배의 폴리페놀 성분은 체내의 유해산소와 과산화물질 및 공해물질의 활성 억제와 항알레르기 작용을 하여 기침, 천식 치료에 탁월한 효과를 갖고 있다.
70회 고구마	고구마에 베타카로틴이라는 성분이 체내의 활성산소를 없애는 데 효과적 인데 이는 세포를 건강하게 한다.

·이비인후과 질환

인두암

31회 현미식초	식초를 섭취하면 피로를 푸는 효과를 볼 수 있다.
48회 봉독	봉독에는 아파민, 멜리틴 등 40여 가지의 인체에 유익한 성분이 함유되어 있다.

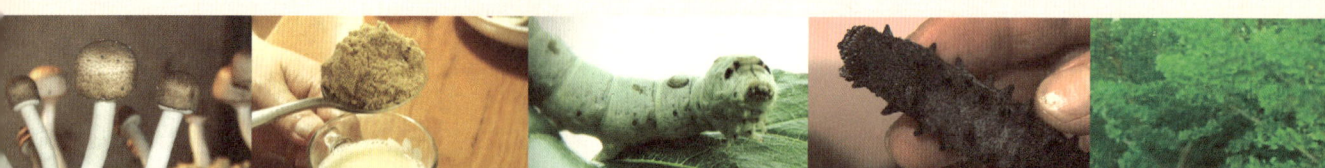

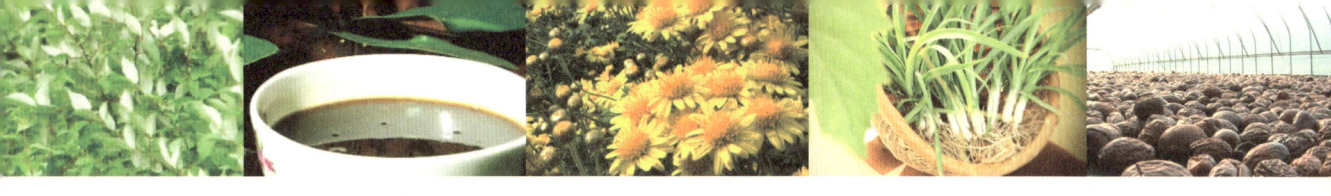

비염

40회 오일풀링   지용성 독소는 지방세포와 결합이 되어 배출의 어려움이 있는데 오일풀링 시 구강 점막 및 장 점막을 통한 배출이 가능하다.

47회 유근피와 죽염   위와 장의 열을 내리게 하고 각종 장 질환에 효과적이며 각종 종기나 종창을 삭히는 데 탁월하다.

중이염

47회 석창포   귀와 눈을 밝게 하며 건망증을 치료한다.

기침

38회 곰보배추   항히스타민 작용을 하여 기관지, 천식, 인후의 염증, 기침, 가래를 없애주는 데 도움이 된다. 또한, 플라보노이드 성분에 의해 우리 몸의 나쁜 활성산소가 제거된다. 심혈관 계통을 깨끗하게 한다.

시력

59회 블루베리   블루베리 추출물은 고혈압, 당뇨로 인한 망막 출혈, 고도 근시에서 망막 변성을 막기 위한 치료제로 사용된다.

안구건조증

65회 아사이베리   아사이베리의 안토시아닌이 항산화 작용을 하기 때문에 자외선 같은 눈에 유해한 광선으로부터 눈을 보호해준다. 또 망막에서 빛을 감지하는 로돕신이라는 색소에 재합성을 촉진시켜 눈의 피로를 줄여주며, 시력을 향상시키는 효과가 있다.

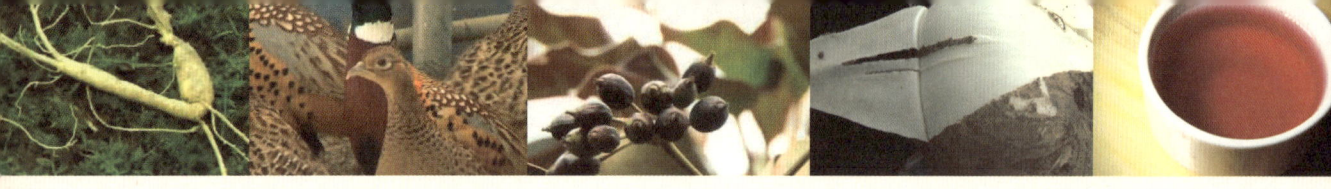

5권 · 심장 & 뇌 질환

• 심장 질환

심근경색

56회 삼채	혈압을 안정적으로 유지 시키고, 삼채에 주요 성분인 칼륨이 체내 나트륨 배설을 촉진시키고 고혈압을 조절해 성인병을 예방한다.
60회 연잎과 연 수액	천연 방부제의 역할을 한다. 연잎에 있는 플라보노이드 성분은 음식의 지방을 분해하고 부패를 방지한다.
70회 은행 발효액	은행에 함유된 리놀렌산과 징코라이드가 혈전의 원인인 혈소판 응집을 막는 데 효과적이며 고혈압, 동맥경화 등의 질환을 예방하고 치료하는 데 도움을 준다.

심장협심증

39회 칠보석	칠보석에서 뿜어져 나오는 원적외선이 인체에 긍정적인 영향을 준다.
39회 건해삼	해삼의 홀로테인이라는 성분이 피의 응고를 막고, 유해균을 파괴하며 항암 작용을 한다. 또한 해삼의 지방산이 전립선 등의 암세포의 성장을 억제한다.

부정맥

53회 보리수	오장을 보호하는 성분이 있어 체력이 떨어져서 생기는 부정맥의 발병을 막는 데 간접적인 도움을 줄 수 있다.

심장박동기

33회 나귀 내장	여육이라고 하는 나귀고기는 열을 풀어주고 마음을 소통시켜서 예방하는 효과가 있다. 머리는 두풍증을 예방할 수 있고, 가죽을 삶아서 만든 아교는 조혈 작용이 있어 피를 보충해주고 지혈 작용을 한다.

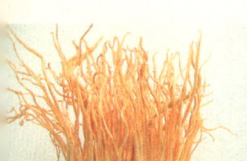
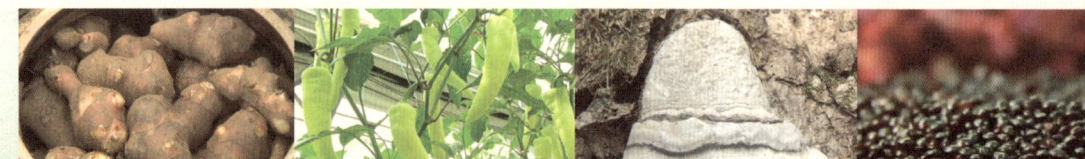

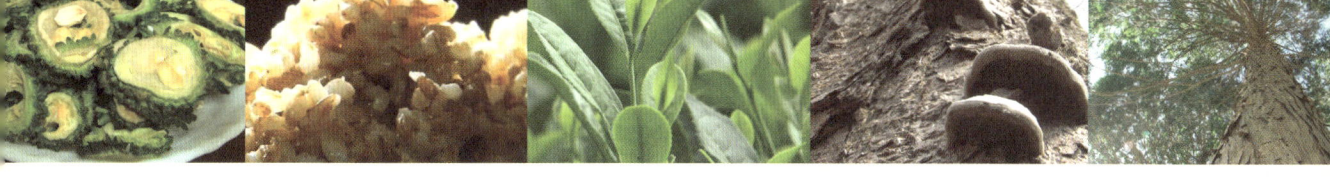

심실중격결손증

55회 포도	우리 몸의 혈관에 나쁜 영향을 주는 저밀도 콜레스테롤을 낮추고 나이가 들면 가장 문제가 되는 섬유화 현상, 심장 근육이 딱딱해지는 것을 막아 준다.

· 뇌 질환

뇌졸중

30회 자연 효소 밥상	효소액은 콜레스테롤 찌꺼기나 혈관 벽에 붙어있는 불순물을 제거하는 것을 돕는다.
36회 죽력 (대나무 기름)	중풍 및 반신불수 환자들에게 요긴하게 처방되었으며 뇌졸중 및 뇌졸중으로 인한 언어 장애 등을 치료하는 데 도움이 된다.
41회 백토	체내의 나쁜 독이 백토에 흡착되어 배출되어 신진대사를 원활하게 하고 만성 피로를 회복시키는 데 도움이 된다.

뇌경색 & 뇌출혈

37회 갈대 뿌리	열을 내리고 몸 안에 쌓인 여러 가지 독을 풀어주며, 갈대 뿌리에서 추출한 MPC성분은 치매에 효능이 있다.
65회 아로니아	아로니아의 안토시아닌 성분 수치는 자연계 식물 중 가장 높은 정도이다. 블루베리에 약 4배, 포도엔 약 79배의 안토시아닌이 함유되어 있다. 안토시아닌이 심장 질환, 뇌졸중의 위험을 감소시킨다.
71회 녹차	녹차의 카데킨 성분은 강력한 항산화 작용을 가지고 있어 모든 질병의 근원이 되는 활성산소를 제거해 몸의 노화를 막고 건강하게 한다.

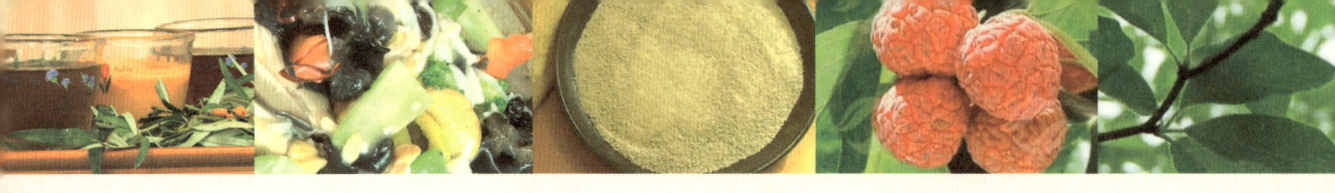

뇌종양

**42회 생강나무와
겨우살이**　　생강나무는 어혈을 풀어주고 몸을 따뜻하게 한다. 복통, 냉증, 관절염, 근육통 등에 효과적이다.

치매

**41회 노루
궁뎅이버섯**　　치매를 예방하고 치료한다. 노루궁뎅이버섯의 헤리세논, 에리나신이라는 물질이 신경 성장인자와 결합
하여 치매를 예방한다.

중풍

19회 장수말벌주　　신체 면역기능을 향상시킨다. 아미노산, 유기산, 비타민, 항생물질을 풍부하게 함유하고 있다.

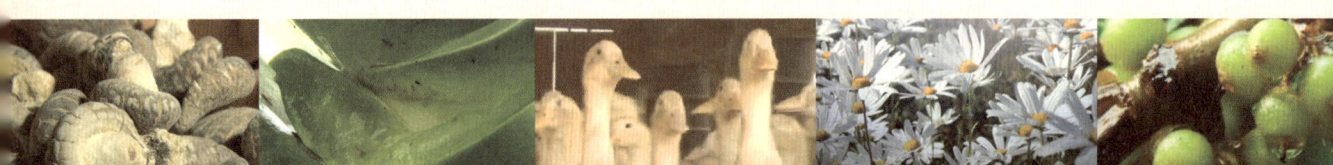

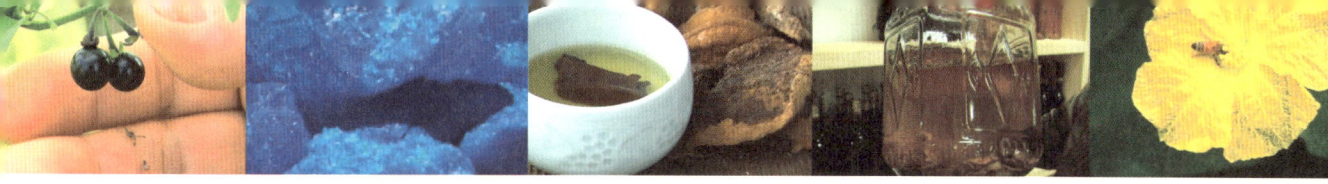

7권 · 당뇨

당뇨병

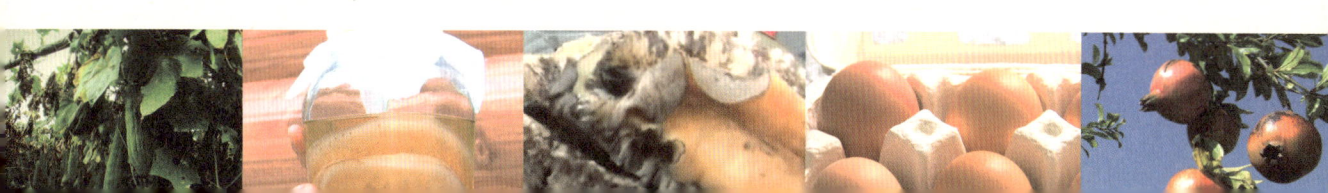

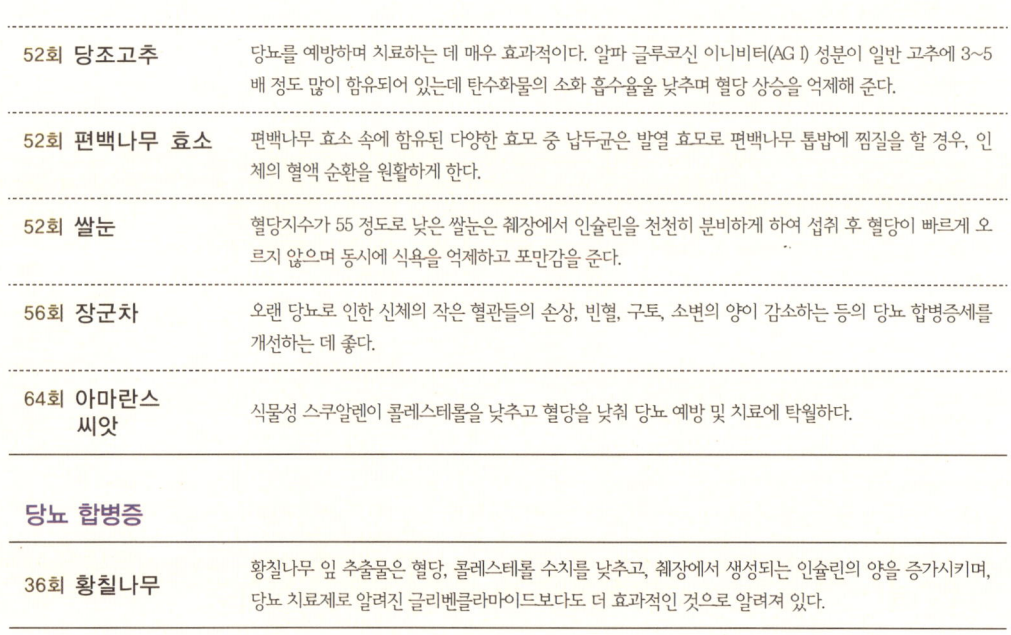

52회 당조고추	당뇨를 예방하며 치료하는 데 매우 효과적이다. 알파 글루코신 이니비터(AG I) 성분이 일반 고추에 3~5배 정도 많이 함유되어 있는데 탄수화물의 소화 흡수율을 낮추며 혈당 상승을 억제해 준다.
52회 편백나무 효소	편백나무 효소 속에 함유된 다양한 효모 중 납두균은 발열 효모로 편백나무 톱밥에 찜질을 할 경우, 인체의 혈액 순환을 원활하게 한다.
52회 쌀눈	혈당지수가 55 정도로 낮은 쌀눈은 췌장에서 인슐린을 천천히 분비하게 하여 섭취 후 혈당이 빠르게 오르지 않으며 동시에 식욕을 억제하고 포만감을 준다.
56회 장군차	오랜 당뇨로 인한 신체의 작은 혈관들의 손상, 빈혈, 구토, 소변의 양이 감소하는 등의 당뇨 합병증세를 개선하는 데 좋다.
64회 아마란스 씨앗	식물성 스쿠알렌이 콜레스테롤을 낮추고 혈당을 낮춰 당뇨 예방 및 치료에 탁월하다.

당뇨 합병증

36회 황칠나무	황칠나무 잎 추출물은 혈당, 콜레스테롤 수치를 낮추고, 췌장에서 생성되는 인슐린의 양을 증가시키며, 당뇨 치료제로 알려진 글리벤클라마이드보다도 더 효과적인 것으로 알려져 있다.

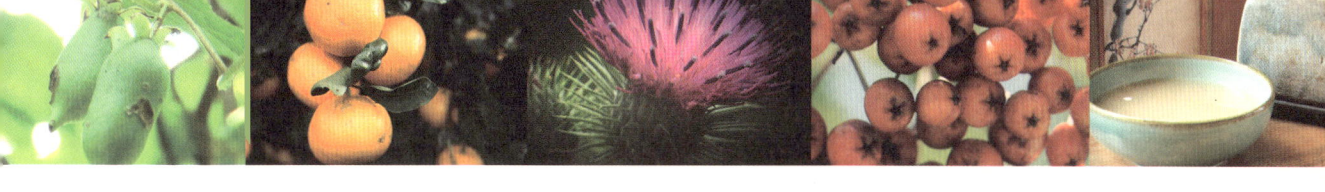

8권 · 내과 질환

갑상선암

77회 구아바 잎	항암작용이나 항산화 작용이 탁월한 폴리페놀 함량이 아주 많으며, 구아바 유래의 플라보노이드 계통의 화합물인 아피제닌이라는 물질이 함유되어 있어 갑상선 암에 특효가 있다.
66회 생강차	생강의 매운 맛을 내는 진저롤(Gingerol)은 마늘의 알리신 만큼 항산화, 항암 효과를 가지고 있으며 소화 작용, 살균 효과가 강해 상비약으로 이용된다.

갑상선 종양

39회 천년초 주스	암, 당뇨를 예방하고 소염, 진통, 폐결핵, 신경통, 관절염에 효험이 있고 혈액순환, 해열작용, 해독작용, 갑상선, 수종, 근종 등에 효험이 있다.

갑상선 결절

77회 제주 산야초	제주도의 작물 생육 기간이 육지보다 약 2~3개월 정도 길다는 점과 특유의 해양성 기후와 바다 바람, 다량의 미네랄을 함유하고 있는 화산 해토 등의 이점이 어우러져 길러진 것이 특징이다.

식도암

48회 봉교	봉교의 카페인산 에스테르가 염증성 질환을 치료하고 예방하는 데 도움이 된다. 류마티스 관절염이나 아토피를 치료하는 데 좋다.
69회 칠곡 주스	잡곡에는 사포닌, 피틴산, 아라비노자일란, 가바, 식이섬유가 풍부하게 들어있어 발암 물질을 배출시키는 작용을 하여 대장암, 유방암 등 각종 암을 예방하는 데 도움을 준다.

혈액암

73회 묵은 도라지	사포닌 성분, 특히 묵은 도라지의 수용성 식이섬유 이눌린은 면역력 강화, 항암 작용에 도움을 준다.
79회 인삼차	인삼의 뜨거운 성질이 겨울철 몸이 차고 추위를 잘 타는 사람들에게 좋고, 원기 회복과 피로 해소에 탁월해 허약 체질 개선에 도움이 된다.

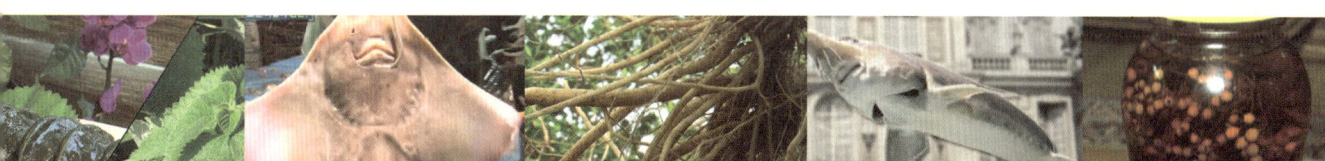

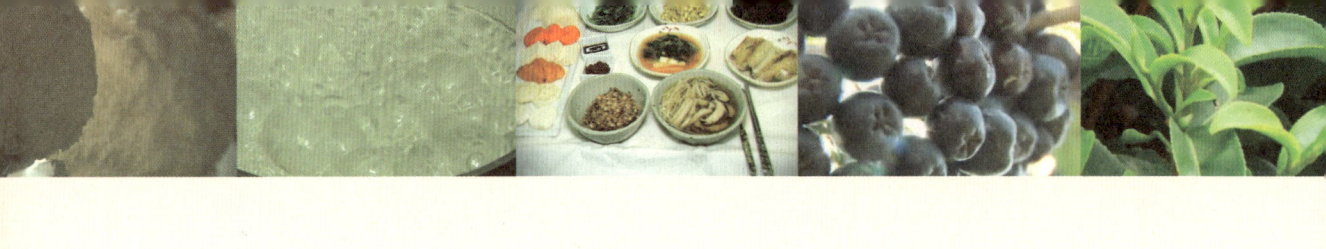

림프종암

41회 칡　　칡 속의 카테킨 성분은 간 기능을 돕고 숙취 해소에 좋으며 여성 호르몬인 에스트로겐이 풍부하여 갱년기 증상에 효과적이다.

혈소판 감소증

75회 산사열매　　오랜 체기를 풀어주고 기가 몰린 것을 잘 순환시켜 주어 가슴을 시원하게 한다.

결핵

75회 파프리카　　루테인, 베타카로틴 등이 함유되어 있어 폐 기능을 원활하게 한다.

골수이형성증후군

72회 잎새버섯　　잎새버섯은 생활습관병인 당뇨병, 고지혈증에도 효과가 있는 것으로 밝혀졌다. 매일 먹으면 혈액 속의 지방, 장기의 지방이 줄어 당뇨 치료에 도움이 된다.

급성 골수성 백혈병

58회 백초발효액　　여러 가지 다양한 산야초를 발효시키면 각각의 유익 효소가 같이 발효되어 영양적으로 상승효과를 기대할 수 있다. 또한 효소 발효액을 통해 소화가 잘되는 단백질을 섭취하여 면역 기능을 향상시킨다.

천식

74회 오미자　　독이 없기 때문에 대부분의 사람들이 먹었을 때 큰 문제는 없지만 손발이 차고 아랫배의 기운이 찬 사람들이 먹으면 입맛이 떨어지고 기운이 가라앉는 경우가 있다.

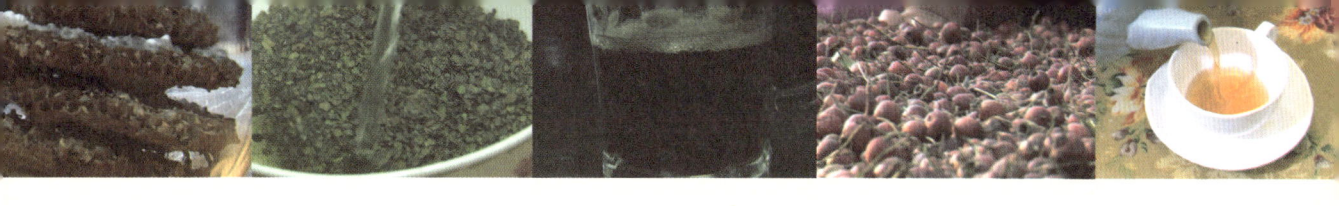

만성신부전

70회 잣　　어지럼증을 치료하고 피부를 윤택하게 할 뿐 아니라 오장을 건강하게 한다.

빈혈

60회 진생베리　　혈관의 염증을 억제하고, 혈관 내벽에서 생성되는 일산화질소의 생성을 촉진해 고혈압, 허혈 질병 등을 예방, 치료하는 데 도움이 된다.

75회 단감　　폐와 심폐기능을 편안하게 하고 주로 기침이 날 때 열이 오르고 입이 마르는 것을 진정시켜준다.

안면마비

60회 망태버섯　　망태버섯의 NGF(신경성장 촉진인자)가 신경 조직 세포의 성장을 유도하고 감각 신경 마비나 얼굴, 턱 손상에 매우 효과적이다.

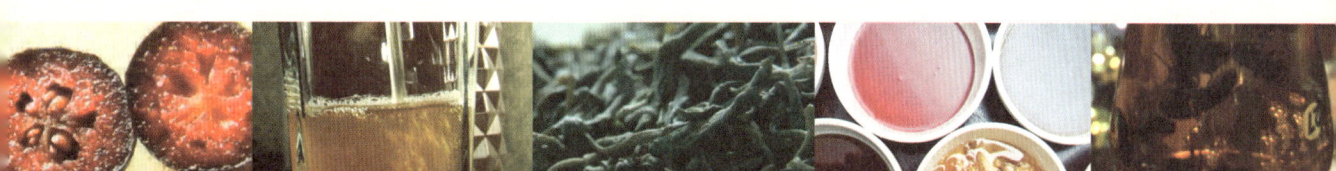

9권 · 관절 & 척추 질환

관절염

57회 아교
뼈를 튼튼하게 한다. 칼슘과 철분 등이 뼈를 건강하게 하고, 특히 몸속의 칼슘이 빠져나가는 시기인 중년들을 건강하게 한다.

77회 감귤껍질
귤껍질에 풍부하게 함유되어 있는 구연산이 피로 회복을 돕고, 신진대사를 원활하게 한다.

78회 섬초
한국영양학회지에 의하면 칼슘, 칼륨, 비타민C의 섭취가 많은 여성이 골밀도가 높다는 결과가 있다. 칼슘, 비타민C가 풍부한 섬초는 뼈를 튼튼하게 하는 데 도움이 된다.

54회 엉겅퀴
지혈 작용이 있다. 소변•대변 출혈, 코피, 자궁 출혈, 외상 출혈 등을 지혈 하는 데 도움이 된다. 특히, 폐결핵으로 인한 토혈을 치유한다.

54회 모시 잎
철분과 아미노산이 다량 함유되어 있는데, 이는 콜라겐을 만드는 주요 성분이고 따라서 퇴행성 관절염을 예방하고 치료하는 데 효과적이다.

류마티스 관절염

51회 홍화(잇꽃)
뼈를 건강하게 한다. 잇꽃 씨앗에 소량 함유되어 있는 백금이 골절 부위의 양전기와 음전기의 교류작용을 활발하게 하여 백혈구를 모아 뼈를 바르게 결속시킨다.

53회 쇠비름
다양한 염증 및 만성질환을 개선하고, 노화를 막아준다. 또한, 류마티스 관절염 등을 치료하는 데 어느 정도 도움이 된다.

퇴행성 관절염

57회 마가목
플라보노이드 글리코사이드라는 관절염 치료에 도움이 되는 성분이 다량 함유되어 있다.

57회 백년초
백년초 열매의 칼슘 성분이 뼈를 튼튼하게 하여 관절염 등을 예방하며 치료 하는 데 도움이 된다.

67회 양파 와인
2010년 영국에서의 연구 결과에 따르면 양파를 먹는 중년 여성이 그렇지 않은 중년 여성에 비해 무릎이나 척추 관절이 더욱 건강한 것으로 알려져 있다.

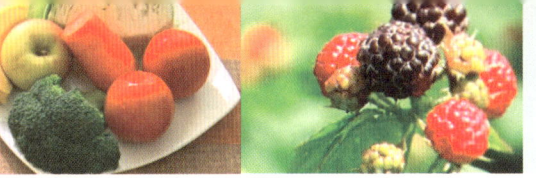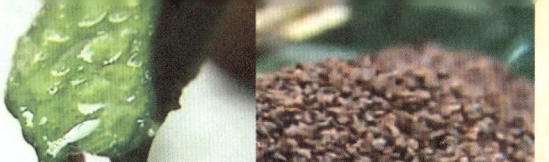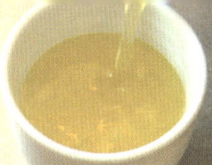

| 78회 홍어 | 홍어에는 뼈에 좋은 콘드로이틴 성분이 풍부하게 함유되어 있는데 이는 연골의 주성분으로 기계의 윤활유처럼 뼈와 뼈 사이에서 작용한다. |

통풍

57회 약쑥	다양한 유기물들이 들어 있는 약쑥은 피로를 해소하고 스트레스를 완화시키는 효과가 있다. 약쑥은 자궁을 따뜻하게 해주고 불규칙적인 생리나 통증을 개선하는 데 도움을 준다.
65회 개다래	개다래 속 벌레가 내뿜는 아미노산은 요산의 수치를 낮추는 효과가 있다. 따라서 혈액내의 요산 수치가 높아져 요산 결정 조직이 침착되어 염증을 일으키는 질환인 통풍을 치료하는 데 효과적이다.
64회 어성초 잎	어성초 잎에는 쿠에트치트런 성분이 풍부한데 체내 염증을 막아주고 이뇨 작용을 도와 통풍을 예방하고 치료하는 데 도움이 된다.

무릎 통증

| 37회 우슬 | 우슬에는 사포닌과 칼슘이 다량 함유되어 있어 무릎, 허리 등의 뼈를 튼튼하게 한다. |

무릎 연골증

| 41회 철갑상어의 척수 | 철갑상어 척수의 콘드로이틴은 연골을 구성하는 중요한 물질로 나이에 따라 마모되는 무릎이나 팔꿈치 등의 연골을 튼튼하게 할 수 있다. |

연골판 절제

| 54회 발효현미버섯 | 각종 비타민 성분, 미네랄, 아미노산 등이 풍부하지만 실질적인 소화 및 흡수율이 낮다. 이러한 현미를 발효를 거쳐 체내 흡수율을 높인 것인 발효현미이다. |
| 17회 산골 | 산골에는 5대 필수 영양소 중 하나인 철분이 다량 함유되어 있는데 알맞게 섭취했을 시 노화 예방에 탁월하다. |

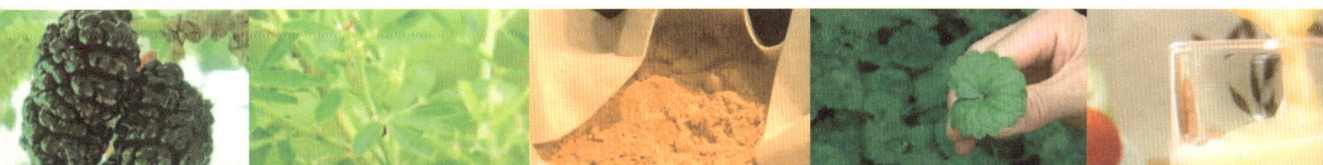

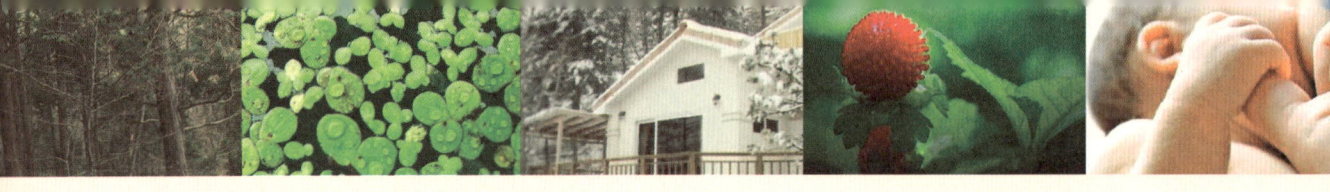

척추전방전이증

**73회 가막사리와
환삼덩굴**

배당체인 세사민과 쿠마린 성분이 진정작용을 일으킨다. 세사민과 쿠마린이 혈관을 확장하여 혈액 순환을 원활하게 한다.

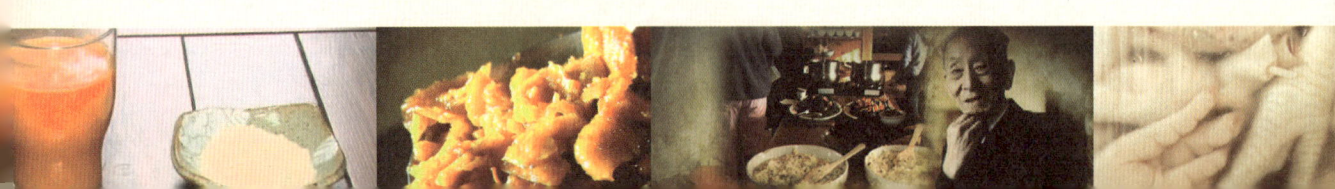

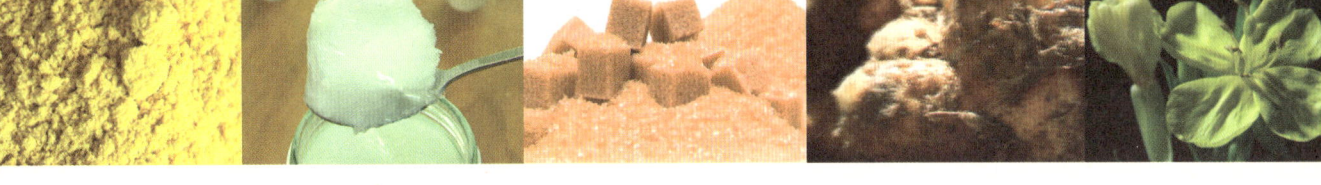

10권 · 여성 질환

유방암

32회 사찰 음식
표고버섯 가루, 다시마, 들깨, 솔잎가루 등을 이용해 담백한 맛을 내는 사찰음식. 이러한 천연 양념은 맵고, 짜고 기름진 것들로 인해 자극받은 몸을 깨끗하게 하고 연의 이치가 담긴 소박한 맛을 대하면 마음 또한 편안해지는 효과를 얻을 수 있다.

35회 오리푸딩
오리의 불포화지방산 특히 레시틴이라는 성분이 암세포의 생성을 억제하고, 칼슘과 아미노산이 풍부해 간 기능을 향상시켜 해독 작용을 돕는다.

45회 현미 김치 (미강)
미강에는 셀룰로오스, 비타민, 미네랄, 생리활성물질 등이 풍부하게 함유되어 있는데, 유산균으로 발효 과정을 거치며 아라비녹실란, 가바, 피틴산 등이 생성되고 기존 영양성분이 더욱 세분화 되어 소화 흡수에 용이하게 된다.

50회 상황버섯
온순하고 독을 다스린다. 여성의 하혈, 배앓이, 자궁 내막염에 의한 대하 증세에 쓰며 양기에 좋다.

53회 꾸지뽕
당뇨에 특효이며, 꾸지뽕의 루틴이 모세혈관을 강화시키고 당뇨를 예방한다. 꾸지뽕의 플라보노이드, 모르틴, 루틴 성분이 각종 암을 예방하고 치료하는 데 도움이 된다.

59회 전복
뛰어난 항산화 작용을 한다. 비타민A, B, E 같은 항산화 물질이 많이 들어 있 어 항암 작용을 하고 동맥경화를 예방하고 혈관을 튼튼하게 한다.

59회 산자나무 (비타민나무)
비타민은 물론이고 필수 아미노산, 불포화지방산 등을 다량 함유하고 있어, 다이어트 및 미용에 매우 탁월한 효과를 보인다.

72회 비트
여성계 질환을 예방하고 치료하는 데 매우 좋다. 여러 가지 무기질과 비타민, 엽산이 풍부하여 여성, 특히 산모들의 건강을 유지하는 데 아주 좋다.

72회 수세미
최근 국내 한 연구팀에 의하면 수세미 추출물이 자궁경부암, 유방암 세포의 증식을 억제한다고 밝혀졌다. 수세미에 포함되어 있는 큐마릭엑시드라는 생리활성물질이 항바이러스 효과와 더불어 항암 효과가 있는 것으로 알려져 있다.

자궁암

62회 까마중 효소 발효액
여성의 자궁은 혈이 모이는 곳으로 어혈이 뭉치기 쉽다. 까마중이 열을 내리고 나쁜 피를 제거해 혈액 순환을 촉진시켜 자궁암, 난소암 등을 예방하고 치료하는 데 효과적이다.

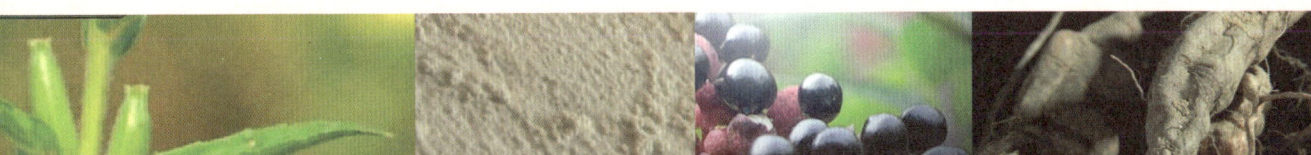

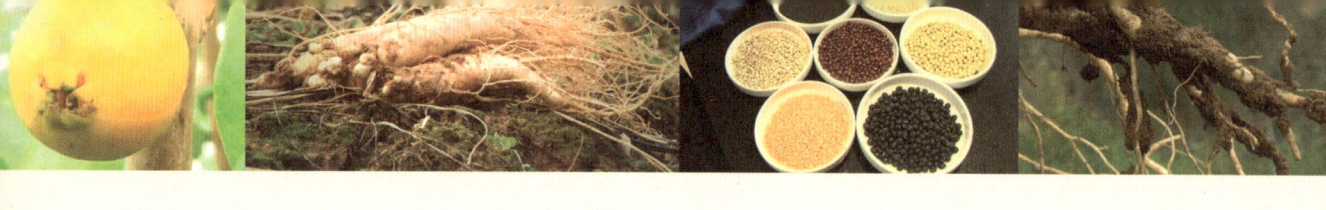

자궁경부암

71회 콤부차 콤부차에는 글루코닉산과 과당이 주요 성분이며, 비타민B 계열과 엽산 등이 아주 풍부하여 항산화 효과가 매우 뛰어나 각종 암과 성인병을 예방하고 치료하는 데 도움이 된다.

난소암

35회 초밀란 초란은 죽어가는 생명을 살릴 수 있는 양약이며, 피부를 젊고 아름답게 하며 노쇠를 방지하는 선약이다.

39회 담반 민간에서는 체내에 독극물이 유입되었을 때 이를 빨리 토해 내기 위한 채토재 로, 또 상처 부위에 발라 지혈 및 살균하는 용도로 사용했다.

갱년기

61회 식초 콩 여성호르몬인 에스트로겐과 유사한 이소플라본 성분이 다량 함유되어 있어 갱년기에 겪게 되는 안면홍조, 발한, 손발 저림, 골다공증을 개선하는 데 매우 좋다.

67회 양심주 심장과 비장의 허약, 건망증에 귀비탕을 처방한다.

72회 석류 석류에 들어있는 천연 여성 호르몬은 콩류에 들어있는 것과 달리 체내에 있는 여성 호르몬과 아주 유사하여 호르몬 부족으로 인한 갱년기 증세를 완화 시킨다.

산후풍

39회 알로에 폴리페놀, 플라보노이드, 비타민C, E, 베타카로틴 등이 다량 함유되어 있어 항산화, 항염증, 항균 작용이 뛰어나다.

수족냉증

61회 구절초 안면 홍조나 폐경으로 인한 우울증을 예방하고 개선하는 데 좋다. 또한 자궁을 따뜻하게 하여 생리불순, 생리통 치료에 효과적이다.

11권 · 비만 & 비뇨기과 질환

· 비만

다이어트

31회 초마늘	마늘의 알리신이 장운동을 촉진시켜 배변활동에 도움을 주어 복부에 살이 찌는 것을 막아준다.
47회 현미 채식	현미의 섬유소는 담즙의 산을 장으로 배설해, 콜레스테롤을 감소시키며 음식에 있는 콜레스테롤이 혈액으로 흡수되는 것을 억제시켜준다.
47회 바나나 식초	식초의 구연산이라는 유기산이 우리 몸의 신진대사를 촉진시켜 다이어트에 아주 좋은 효과를 낸다.
66회 흑초	항체의 생성을 촉진한다. 필수아미노산의 성장을 촉진해 항체의 생성으로 이어져 신체의 면역력을 증강시킨다.

· 비뇨기과 질환

방광암

68회 식이요법	식이요법은 약을 대신해 음식을 먹는 개념으로 치료를 목적으로 다른 음식물 을 일체 섭취하지 않고 하루 세 끼 특정 음식만을 먹는다.

부신암

43회 밀싹	밀싹에 들어있는 풍부한 엽록소가 해독작용을 담당하는 간과 장을 정화, 세정하는 역할을 한다. 또한 혈액에 산소를 공급하여 맑은 피를 제공한다.

신장염

19회 토룡(지렁이)	신장염을 앓거나 신장병을 장기간 겪는 사람들에게는 영양을 공급하면서 독을 빼주는 두 가지 효과를 보인다.

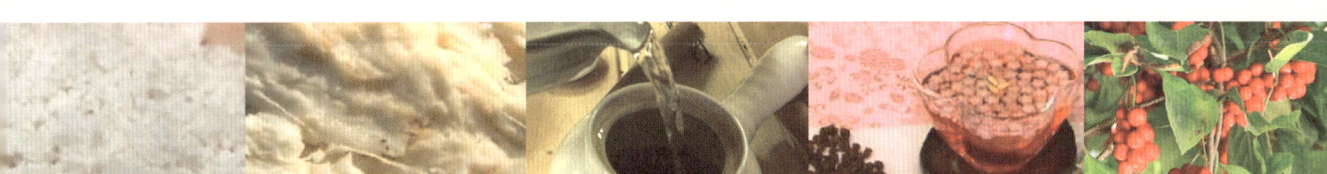

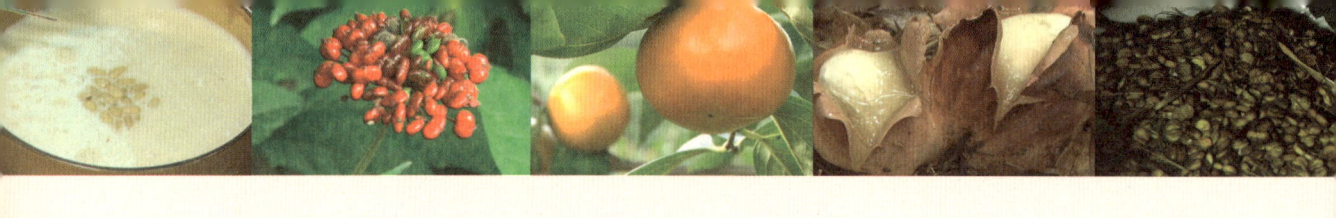

급성신우신염

27회 숯가루 숯은 오래전부터 독성 물질을 효과적으로 흡수해 해독제로 사용되어왔다. 배에 찬 가스를 빼거나 혈액 속의 독소를 빨아들인다.

전립선염

49회 땅콩 새싹 레스베라트롤이란 성분이 우리 몸의 산화를 막아주어 항암 효과를 낸다. 특히 전립선염 예방에 도움이 되는 것으로 알려져 있다.

사구체신염

71회 발효차 항산화 작용에 탁월하다. 찻잎은 발효 과정에서 테아플라빈과 테아루비 긴이라는 항산화 물질을 만들어 낸다.

발기부전

67회 야관문주 남성의 정력을 좋게 하고, 발기부전을 치료하는 데 도움이 된다. 산화질소는 혈관을 확장시켜 음경해면 체로 가는 혈관 또한 넓혀 정력을 북돋고 발기부전 을 해결하는 데 도움이 된다.

전립선 비대증

58회 복분자 효소액 남성과 여성의 성기능 개선에 도움을 준다. 호르몬 생성을 활발하게 할 뿐 아니라 특히 전립선 비대염으 로 인한 배뇨장애를 해결해준다.

요도결석

64회 금전초 결석 용해 실험에서 금전초가 수산결석 용해에 효과가 있다.

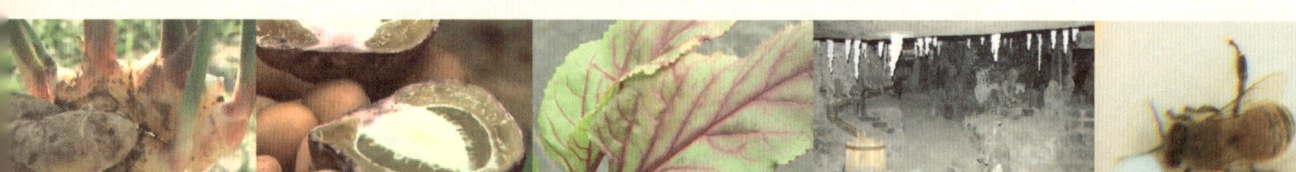

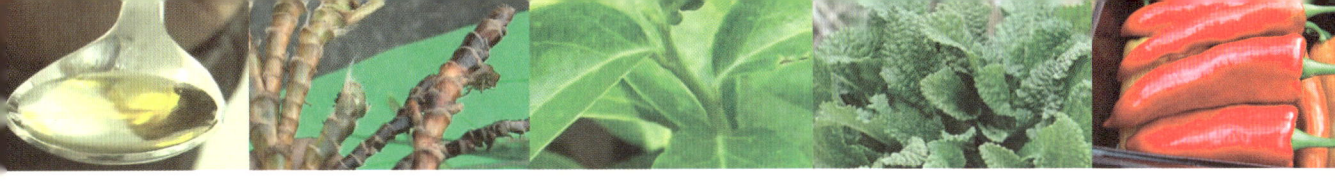

불임

| 76회 해독주스 | 난임의 원인 중 하나인 호르몬 레벨을 평균화시켜 규칙적 월경 및 배란이 이뤄져 임신의 확률이 높아질 수 있다. |

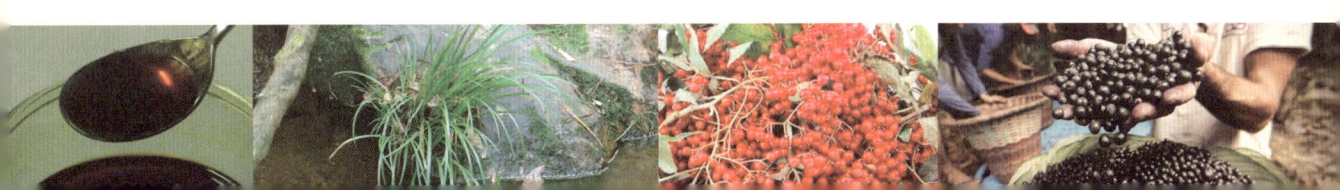

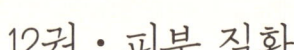

12권 · 피부 질환

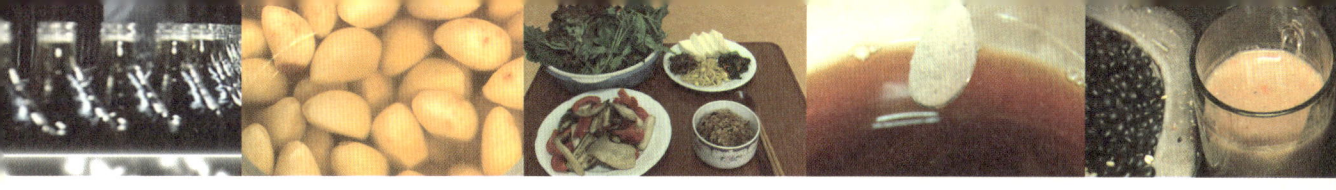

건선

59회 울금	성인병 예방 및 고혈압, 당뇨 치료에 효과적이다. 울금의 커큐민 성분이 혈관의 노폐물을 청소하고, 높은 혈압을 낮추는 역할을 한다.

탈모

24회 족발	족발의 풍부한 칼륨 성분이 나트륨의 배출을 촉진시키며 콜레스테롤과 혈압의 수치를 안정시켜 준다.
67회 하수오주	기혈 순환을 돕고 근육과 뼈를 건강하게 할 뿐만 아니라 머리카락을 까맣게 하고 오래 먹으면 늙지 않는다고 기재되어 있다.

베체트

20회 겨자찜질	성질이 따뜻하고 독이 없으며 부딪혀 생긴 어혈을 치료한다.

물사마귀

27회 코코넛 오일	중쇄지방산이라는 것이 들어 있어 노폐물이나 지방 축적을 억제하고 신진대사를 돕는다. 또한 모유에 성분과 같은 라우르산이 들어 있어서 인체의 면역 기능을 높여준다.

피부미용

3회 흑설탕 스크럽팩	건조한 피부의 수분 증발을 방지해 건조함을 덜어주고 각질을 제거해 거친 피부를 개선하는 효과가 있다.
3회 닭발 팩	노화를 막고 피부의 윤기와 탄력을 유지한다.

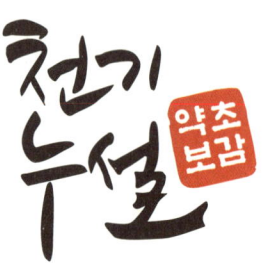